血站质量管理体系内部审核与百例不合格项案例解析

主 编 周静宇 傅 强

主 审 张 春

东南大学出版社
SOUTHEAST UNIVERSITY PRESS
·南京·

图书在版编目(CIP)数据

血站质量管理体系内部审核与百例不合格项案例解析 /
周静宇,傅强主编. — 南京:东南大学出版社,2020.12
ISBN 978-7-5641-9302-7

Ⅰ. ①血… Ⅱ. ①周… ②傅… Ⅲ. ①输血站-质量
管理体系-中国 Ⅳ. ①R457.1

中国版本图书馆 CIP 数据核字(2020)第 255630 号

血站质量管理体系内部审核与百例不合格项案例解析

主 编	周静宇 傅 强	
出版发行	东南大学出版社	
出 版 人	江建中	
社 址	南京市四牌楼 2 号	
邮 编	210096	
责任编辑	陈潇潇	
责编邮箱	cxx@seupress.com	
经 销	新华书店	
印 刷	南京京新印刷有限公司	
开 本	700 mm×1000 mm 1/16	
印 张	16.25	
字 数	280 千字	
版 次	2020 年 12 月第 1 版	
印 次	2020 年 12 月第 1 次印刷	
书 号	ISBN 978-7-5641-9302-7	
定 价	52.00 元	

(本社图书若有印装质量问题,请直接与营销部联系,电话:025-83791830)

《血站质量管理体系内部审核与百例不合格项案例解析》

编委会名单

主　编　周静宇　傅　强

副主编　史志旭　许守广　张　良　赵宏祥
　　　　　姜　健　俞　彦

编　委（按姓氏笔画为序）
　　　　　王　丽（镇江市中心血站）
　　　　　王照军（徐州市红十字中心血站）
　　　　　叶小凡（江苏省血液中心）
　　　　　史志旭（徐州市红十字中心血站）
　　　　　朱红芹（江苏省血液中心）
　　　　　许守广（扬州市中心血站）
　　　　　李　丽（淮安市中心血站）
　　　　　李炜华（宿迁市中心血站）
　　　　　杨　莹（江苏省血液中心）
　　　　　张　良（南通市中心血站）

张　辉(苏州市中心血站)
陈　云(南京红十字血液中心)
周静宇(江苏省血液中心)
郑建勇(南京红十字血液中心)
赵向东(镇江市第三人民医院)
赵宏祥(盐城市中心血站)
俞　彦(苏州市中心血站)
姜　健(无锡市中心血站)
袁海涛(连云港市红十字中心血站)
贾　璐(南京红十字血液中心)
钱新红(苏州市中心血站张家港分站)
徐卫卫(南通市中心血站)
奚华新(无锡市中心血站)
梁启忠(盐城市中心血站)
蒋国新(常州市中心血站)
傅　强(南京红十字血液中心)
焦玉东(扬州市第三人民医院)
蔡晓波(泰州市中心血站)
潘志荣(苏州市中心血站)

主　审　张　春

序

  1998 年《中华人民共和国献血法》实施,明确了我国实行无偿献血制度,确保临床用血来自无偿献血者。2005—2006 年国家卫生行政管理部门先后发布《血站管理办法》《血站质量管理规范》《血站实验室质量管理规范》(简称"一法两规"),规定我国采供血机构应建立质量管理体系,对采供血过程及人、机、料、法、环、信息要素管理等提出了基本要求。各地采供血机构依据"一法两规"建立了质量管理体系,极大地规范了我国采供血工作质量,为保障血液安全起到了关键性的作用。自此,我国采供血机构逐步走上科学、规范的管理轨道。

  之后十年,随着国家血液安全督导检查的开展和血站执业验收工作的推进,各地卫生行政主管部门、采供血机构管理层高度重视质量管理体系的建立、运行和持续改进,采供血机构质量管理体系得以迅速建立和完善,采供血业务整体质量水平显著提高,血液质量安全不断提升,全国采供血机构质量管理水平空前发展,达到了新的高度。但是,血液安全督导检查、血站执业验收等外部检查具有随机性、抽样性、局限性等特点,仅由外部督导检查督促质量管理体系改进还远远不够。采供血机构只有通过内外部检查相结合的方式,才能及时发现问题,及时分析、纠正、改进,确保血液安全与血液质量。

  《血站质量管理规范》明确规定采供血机构必须建立和实施内部质量审核程序。内部质量审核作为采供血机构质量体系运行的重要过程,是采供血机构质量管理体系设置的一个自我完善机制;采供血机构通过内部质量审核,确保质量管理体系的有效运行和持续改进。但是,近年来采供血机构开展的内部质量审核工作也存在一定的瑕疵:本单位内审员水平参差不齐,一些质量管理素质较弱的内审员无法发现问题;内审员和被审核部门是同事关系,发现问题后碍于面子,不愿提出,导致内部质量审核效果欠佳;内审员提出问题后,管理层不够重视,有问题年年提、年年得不到整改等现象。这些问题削弱了内部审核的效果,没有真正发挥内部审核对不断提高采供血机构业务及服务质量水平的促进作用。

2014年起,江苏省采供血系统在全国率先采用了"联合内部审核"的形式进行内部质量审核活动。这一新的审核形式兼有内部审核和外部审核的优点,同时也克服了内部和外部审核的不足。这项工作由江苏省血液中心质量管理科周静宇主任牵头,得到了全省各家采供血机构领导的大力支持。在江苏省内采供血机构抽调专业工作经历五年以上且有审核经验的专业技术人员,每年集中统一培训,向考核合格的人员发放内审员证书,形成江苏省采供血机构联合内审员库。各单位开展内审时,从内审员库中邀请内审员和本单位的内审员一起形成内审组,对本单位质量管理体系进行联合内部审核。

全省采供血机构联合内审工作迄今已开展七年,各参审单位普遍反映联合内审有深度、效果好,审核过程全面,现场审核记录规范、完整,血站人员与内审员通过深度交流,相互收获都很大,特别是解决了血站内部审核中有问题不好意思讲、不对管理层审核等问题,联合内审受到了全省采供血机构的一致认可。在这七年中,在江苏省血液中心质量管理科的统一部署下,全省采供血机构质量管理专家们不断尝试、不断探索,不仅帮助兄弟血站发现存在的问题,更能发现潜在问题,举一反三,持续提高质量管理精细化水平。联合内审加强了单位间交流,提高了采供血机构专业技术人员的质量管理素养,提升了江苏省内各采供血机构的质量管理水平,确保了江苏省采供血行业整体高质量发展。

七年的联合内审,每年都开出了百余项不合格项,有些典型的不合格项案例在历年的内审员培训班上进行了演示。由周静宇主任牵头,全省采供血机构几十位专家,精心选取了江苏省采供血机构联合内审中发现的百例不合格项案例,在查阅大量国家法律法规、行业标准及参考文献的基础上,以严谨务实的态度,历经两年,几易其稿,完成了本书的撰写。希望本书的出版可以给全国的采供血机构提供参考,举一反三,发现自身存在风险和薄弱点,督促改进,不断提升采供血机构质量管理水平,为临床提供安全、有效、充足的血液制品。

南京红十字血液中心主任　张　春

2020 年 2 月 16 日

前　言

　　2005—2006 年国家卫生行政部门先后颁布《血站管理办法》《血站质量管理规范》和《血站实验室质量管理规范》，不仅是我国各级采供血机构执业的"法理"依据，也是着我国血站管理由经验管理转为全面科学质量管理的标志。

　　《血站质量管理规范》对血站采供血过程及人、机、料、法、环、信息要素等提出管理性基本要求，第 12.6 条规定："建立和实施内部质量审核程序。内部质量审核应覆盖采供血及相关服务的所有过程和部门。内部质量审核应预先制定计划，规定审核的准则、范围、频次和方法。内部质量审核包括对质量体系的审核和对质量体系执行状况的审核。"

　　内部审核是血站质量管理体系监控与持续改进的重要手段和自我完善机制。内部审核主要通过检查和评价血站的质量管理体系与相关法律法规、标准规范的符合性，确认体系实施、保持和持续改进的有效性，检查质量方针、质量目标贯彻落实情况；验证质量管理体系文件的充分性，确保以临床受血者和献血者为关注焦点，增强满足临床受血者和献血者要求的意识。

　　本书在总结江苏省采供血机构联合内审七年工作经验的基础上，查阅了大量的法律法规及相关文献，对七年中联合内审中发现的不合格案例进行筛选、分类、汇总和分析，精心编撰而成。

　　全书共分为四章。第一章"血站质量管理体系内部审核概论"，介绍了内部审核的一般概念，审核策划、实施和后续活动，内部审核技巧。在这一章节中，编者详细阐述了内部审核的实施过程，即使从未接触过采供血机构内部审核的读者，也可以跟从指引，了解开展内部审核的详细流程。第二章"内审员要求"，主要介绍了内审员的作用、选择与能力要求。内审员是采供血机构内各个部门的业务骨干，对质量管理体系的建立和实施起着重要的支持和推动作用，合理选择、培训、评价和管理内审员是每一个运行质量管理体系并开展内部质量管理体系审核的采供血机构必须关注的工作。第三章"血站质量管理体系审核案例",编者将江苏省采供血机构联合内审工作中实际发现的不合格案例按照《血站质量管理规范》的条款进行分类,分别从质量管理职责、组织与人员、质量体系文件、建筑、设施与环境、设备、物料、安全与卫生、计算机信息系统、血液的标识与可追溯性、记录、监控和持续改进、献血服务、血液检测、血液制备、血液隔离与放行、血液保存、发放与运输、血液库存管理、血液收回、投诉与输血不良反应报告等方面归纳分析了 130 个不合格案例。每个案例均有场景回顾、不符合情况描述、不符合程度、原因分析、纠正措施及措施验证等,从不合格的发现到闭环,进行了层层剖析。第四章"江苏省采供血机构联合内审工作实践",介绍了江苏省采供血机构联合内审开展的背景及实施过程,详细列出了联合内审工作中使用的记录表单,可供拟开展此项工作的采供血机构参考。

本书编写组来自江苏省血液中心、南京红十字血液中心、无锡市红十字中心血站、苏州市中心血站、徐州市红十字中心血站、常州市中心血站、南通市中心血站、连云港市红十字中心血站、淮安市中心血站、盐城市中心血站、扬州市中心血站、镇江市中心血站、宿迁市中心血站、泰州市中心血站等江苏省采供血机构质量管理专家和一线工作人员,力求把江苏省采供血机构联合内审中的实践经验及典型不合格案例与全国其他采供血机构同仁分享。

在本书编写的过程中,也得到了江苏省卫生健康委员会、江苏省输血协会及其他兄弟单位的大力支持与帮助,并对本书的面市抱以厚望,在此一并对本书编写及出版过程中给予帮助的专家同仁表示深深的感谢! 希望本书能为各采供血机构质量管理体系的建立和持续改进提供一些启发和帮助!

限于编写人员的水平,特别是专业知识和实践的局限性,书中提出的案例及理解可能在不同采供血机构会有所差异,恳请读者谅解。恳切希望广大读者能提出宝贵意见,共同探讨采供血机构的质量管理体系改进方法,进一步保证血液的安全性和有效性打好质量管理基础!

编写组

2020 年 12 月

目　录

第一章 血站质量管理体系内部审核概论

第一节 内部审核的一般步骤

血站质量管理体系内部审核程序由血站按照审核的基本要求和自身特点制定。内审流程应简明可行,严格完整,闭环运转,审核步骤通常如下:

一、审核策划

按照内审程序规定,制定年度审核计划,法定代表人授权成立内审组,由内审组长制定审核活动计划,准备审核工作文件,通知审核。工作文件的准备主要是指准备审核所依据的标准和质量体系文件、现场审核记录、不合格报告等。标准和文件必须是有效版本,必须已在现场实施,主要包括:

1. 应遵守的国家及行业标准、质量管理体系要求。
2. 质量手册、程序文件、作业指导书和记录。
3. 合同要求。
4. 社会要求 如有关法律、法规和卫生、环保要求。
5. 有关质量标准 包括人员、环境、设备、材料、产品和方法等标准。

检查表是内审员需准备的重要文件,应精心策划。

通知审核是审核组向受审核部门通知具体的审核日期、安排和要求,必要时受审核部门应准备基本情况介绍。

二、审核实施

以首次会议开始现场审核。内审员运用各种审核方法和技巧,收集审核证据,得出审核发现,进行分析判断,开具不合格项报告,以末次会议结束现场审核。内审组长应对审核全过程实施控制。

三、审核报告

现场审核结束后,应提交内审报告,内容包括:内审报告的编制、批准、分发、归档,考核、纠正、预防和改进措施的提出,确认和分层分步实施的要求。

四、审核后续活动

应加强对审核后区域、过程的纠正措施实施及纠正情况验证,并在紧接着的下一次内审时,对措施的实施情况及效果进行复查评价,写入报告,实现审核闭环管理,以推动持续的质量改进。在任何血站,从审核得到的真正益处最终均来自"自身"的审核。

质量管理体系内部审核流程图见图1-1。

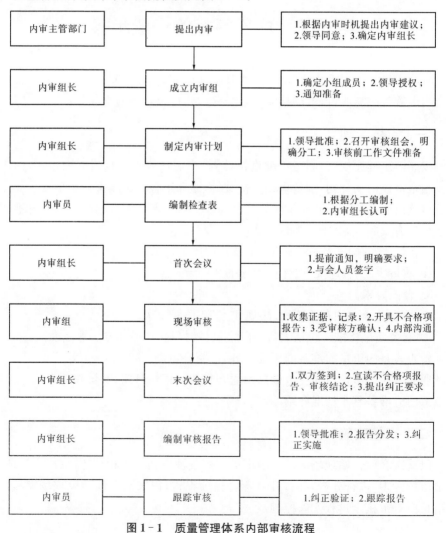

图1-1 质量管理体系内部审核流程

第二节　内部审核策划

开展内审前,应有一个策划过程。策划结果应形成书面文件,主要包括内审计划、内审组、内审用工作文件和资料(包括文件审查)、内审通知等。

通过内审策划应该做到:

1. 计划落实　包括内审计划得到批准,内审计划为受审核部门充分了解。

2. 责任落实　包括成立内审组,明确分工,受审核部门负责人届时在场并已做好准备。

3. 工作文件落实　包括各类工作文件齐备,所有文件记录都能得到理解,并能有效运用。

一、制定内审计划

内审计划包括年度内审计划和内审活动计划。年度内审计划是内审策划的总纲,内审活动计划则是按照年度内审计划安排具体实施。

内审计划的内容可包括:审核目的、范围、准则,审核组成员及分工,主要审核活动的时间安排,首末次会议时间等。

年度内审计划应以文件形式发布,内审活动计划应由内审组长签名和法定代表人批准。

(一)年度内审计划

1. 目的

(1)保证内部审核有计划地进行。

(2)便于管理、监督和控制内部审核。

2. 要点

(1)年度内部审核计划:可包括对质量管理体系、过程、产品和服务的审核。

(2)质量管理体系审核:应在年内对所有部门和过程全部覆盖,并突出关键部门和过程。

(3)过程质量审核:应在年内对所有关键过程、特殊过程全部覆盖,重点计划审核问题较多、比较薄弱的过程。

(4)产品质量审核:应在年内按周期和既定抽样方案进行,突出主导产品。

3. 考虑因素

(1)落实审核组织。

(2)审核范围。

（3）顾客、认证机构及有关法规的要求。

（4）质量管理体系文件关于内部审核的要求。

（5）审核的频次等。

4. 类型

（1）集中式年度内审工作计划

主要特点：

① 在某计划时间内安排的集中式内审。每次内审可针对全部适用过程及相关部门，也可针对某些过程或部门。

② 在限定时间内完成内审后的纠正行动及跟踪。

③ 内审的时间大多数为新建质量管理体系运行后，质量管理体系有重大变化时，发生重大事故后，外部质量审核前，法定代表人认为需要时。

（2）滚动式年度内审工作计划

主要特点：

① 审核持续时间较长。

② 内审和内审后的纠正行动及其跟踪陆续展开。

③ 在一个内审周期内应保证所有适用过程及相关部门得到审核。

④ 重要的过程和部门可安排多频次审核。

（3）内审活动计划：内审活动计划是对本次审核活动的具体安排，应形成文件，由内审组长制定并经法定代表人批准。

内审活动计划应明确内审的目的和范围，内审依据的文件如标准、手册及程序等，内审组成员名单及分工情况，内审日期和地点，受审核部门，首次会议、末次会议的安排，各主要质量审核活动的时间安排，内审报告日期等。

内审活动计划还应体现本次审核所采用的主要方法，如是操作流程法，还是部门法，或是过程法等。

（4）跟踪审核计划：对纠正措施的实施过程及结果应进行跟踪审核，必要时该类活动也应制订计划，但其范围对象应限制在前次内审的不合格项。

（5）临时性内审计划：临时性内审是指年度内审计划安排以外的审核。该类审核往往是由于特殊情况或特殊要求而提出的。

（二）编制内审计划注意事项

1. 按部门或活动过程编写，一般更偏重于按部门审核。内审计划应写明拟审核的部门、场所，最好注明应该审核哪些相应的活动或过程。过程可以包括产品实现过程和支持过程。审核也可以按过程进行，此时应注明审核哪些相关的部门。

内审组长应事先熟悉被审核血站的质量管理体系文件及部门在相应过程或活动中的职责。

2. 内审计划的具体内容应与血站的规模和复杂程度相适应。在制定内审计划时,应考虑安排较多的时间来审核对血液质量有较大影响的过程或活动,以及承担较重要职能的部门,确保在有效的时间内完成有效的内审。

3. 编制年度内审计划时,若采用滚动式审核,相应要素应改为相应的过程或活动,确保在一个内审周期内对产品实现过程和支持过程的全面覆盖。对于主要的过程和活动,如管理职责、资源管理、产品的实现过程、测量分析和改进等,每次内审时均应考虑到,对于其子过程可以考虑抽样。

4. 内审组分工应注意把具备专业能力的内审员安排在产品实现过程或产品的测量过程的审核上,以确保内审有效进行。

5. 内审计划中应强调安排对领导层的审核。

《血站管理办法》《血站质量管理规范》对法定代表人的职责进一步予以重视,这些职责通常反映在血站的质量方针、质量手册、质量管理体系文件中,并体现在相关过程和活动中。因此,内审时应予充分了解法定代表人的质量意识和对质量管理体系及职责的理解,对法定代表人的审核或座谈应在审核计划中予以明确并安排足够的时间。

二、成立内审小组

根据内审目的、范围、部门、过程以及审核日程安排,选定内审组长和成员,成立内审组。

内审组成立后,内审组长应明确各成员分工和要求,应注意“内审员不能审核自己工作”的原则。

内审员按分配任务做好各项准备工作,主要有:

(1) 熟悉必要的文件和程序。

(2) 根据要求编制检查表。

(3) 考虑前次内审结果应跟踪的项目。

内审组成立后通常应举行内审组会议,以确保审核前准备工作全部完成,每个内审员对审核任务完全了解。

为使内审活动正常有效地开展,血站应建立相适应的内审工作体系,主要包括:

1. 应建立内审组织,指定内审负责人(如质量负责人),明确日常工作负责部门以及其他部门应负的责任。应选择、培训、形成一批合格的内审员(最好每个部门至少有一名内审员),确保审核活动必需的人力资源。

2. 应建立并实施内审程序,确定内审的基本步骤、要求、责任与方法。应建立完善的内审工作文件,如年度内审计划、内审活动计划、检查表、现场审核记录表、不合格项报告、纠正措施报告、内审报告等。

三、编制检查表

检查表是内审前需准备的一个重要工作文件。

为提高内审的有效性和效率,内审员一般应根据分工,准备各自现场审核用的检查表。检查表内容的多少,取决于被审核部门的工作范围、职能、抽样方案及审核要求和方法。

编写检查表需着重注意的几个问题:

1. 以部门审核为主时,检查表应列出该部门负责的主要过程和活动的审核内容和审核方法。以过程或活动审核为主时,检查表应说明到哪个部门查、如何查。

2. 按过程审核时,要充分运用 PDCA 过程方法,按照"目标—策划—实现—监视和测量—改进"的过程方法编制检查表。应对每一个过程提出如下四个基本问题:

① 过程是否予以识别和适当表述?

② 职责是否予以分配?

③ 职责是否被实施和保持?

④ 在提供所要求的结果方面,过程是否有效?

3. 注意抽样的合理性 如对某些产品不能抽样,应对其实现过程进行审核。

4. 检查表编制应依据质量管理体系标准、血站质量管理体系文件及其他审核准则。除标准中明示应需要的文件外,在现场审核时判断受审方是否需要编制文件,应由内审员依据被审核部门或活动过程的特点和满足要求来决定。同样,在要求提供过程实施有效的证据时,除标准明示要求有的记录外,"经过验证的事实陈述"也是证据。

5. 应注意只有经过验证的信息才可作为审核证据。信息的收集和验证的方法有面谈、观察、收集文件和记录、数据汇总分析、收集来自其他方面的报告(如顾客反馈、外部报告等)。在标准中明示的文件和记录要求较少的情况下,要充分重视面谈在审核中的作用。

6. 审核检查表的形式和详略程度可采取灵活方式,有时可以只列出提纲或要点。

四、文件审核

(一)审核目的

文件审核是对血站质量管理体系文件的审查。目的是评价质量管理体系文件是否满足审核目的、范围和审核准则的要求。

(二)审核要点

1. 文件审核通常分为文件初审和现场审核时的文件审查。文件初审主要检查质量管理体系文件与审核准则的符合性和充分性,现场审核时重点审查质量管理体系文件的适宜性和可操作性。

2. 文件审核范围除质量手册外,通常还应包括所有程序文件和其他主要文件清单。相关质量方针、质量目标和其他未反映在质量手册中的质量政策,也应被审。如果被审的质量手册和其他文件不能覆盖并满足标准要求,应要求受审部门补充送审或修改相应质量管理体系文件。

3. 对送审文件的类型和媒体不做强制性要求。

4. 关于必需的文件,血站可根据情况具体分析决定。在很多情况下,过程或活动是否需要文件,应在现场审核时判断,不能硬性要求提供某某文件进行审查。如果质量管理体系文件覆盖了标准及血站相关规范、标准等要求,则可以认为文件是充分的。

5. 在文件初审中应特别注意对质量方针和质量目标的评审,如质量方针应体现保持持续改进的承诺以及为质量目标的制定提供框架、质量目标的可测量性等。

6. 当发现质量管理体系文件不够充分,如文件没有满足审核目的或范围的要求,或质量方针、质量目标不符合标准要求时,应在现场审核前完成修改工作。

7. 质量管理体系文件需在现场进一步核实信息时,可在现场审核时审查。

第三节　内部审核的实施

一、内审实施的基本内容

以召开首次会议为内审实施的开端。根据标准、文件、检查表和计划安排,内审员进入现场审核、核实,开始内审的主要活动——现场审核。在现场审核中,内审员运用各种审核策略和技巧,把收集到的客观证据适时记入"现场审核记录表",通过对审核证据、审核发现的整理分析和判断,并经受审核部门确认后开具不合格项报告,最后以末次会议结束现场审核。

二、首次会议

首次会议是实施内审的开端,是内审组全体成员与血站领导及有关部门负责人等共同参加的会议。首次会议由内审组长主持,向受审核部门介绍具体内容及审核方法,协调、澄清有关问题,到会人员签到。

（一）首次会议的作用

1. 介绍参加者,包括概述他们的职责。

2. 确认内审目的、范围和准则。

3. 确认内审时间表以及受审核方的其他相关计划,例如末次会议的日期和时间等。

4. 确认内审所使用的方法和程序,包括说明审核中存在不确定性。

5. 确认内审组和受审核方之间的正式沟通。

6. 确认内审组所需的资源和设施。

7. 内审报告的方法,包括不符合项的分类。

有关内审投诉的信息。

(二) 首次会议的要求

1. 准时、简短、明了,会议一般不超过半小时。

2. 获得受审核方的理解并得到支持。

3. 内审组长主持会议。

4. 参加首次会议的人员应包括:内审组全体成员、血站管理层、受审核部门负责人等。

(三) 首次会议的内容

1. 会议开始　参加会议人员签到,内审组长宣布会议开始。

2. 人员介绍　内审组长介绍内审组成员及分工,受审核部门介绍将要参加陪同的工作人员。

3. 申明内审目的和范围　明确内审目的、审核准则和审核将涉及的部门、班组或岗位。

4. 传达内审计划　内审计划应征得受审核部门的最后确认,一般情况下,内审计划不宜调整。

5. 强调审核原则　强调公正客观的立场,说明内审是一个抽样过程,有一定局限性,但审核将尽可能取其有代表性的样本,使得审核结论公正。说明相互配合是审核顺利进行和获得公正结论的重要条件。提出不合格项报告的形式等。

6. 澄清有关问题　对有疑问的问题进行澄清,交流双方关心的具体问题,确定末次会议时间、地点及出席人员等。

7. 落实后勤安排　必要时,应对办公、交通、就餐做出安排。

8. 会议结束　以内审组长的致谢词结束会议。

(四) 首次会议的注意事项

1. 首次会议应准时开始,通常时间不应超过半个小时。

2. 会议应始终围绕主题,简明扼要。

3. 规模较小、时间较短或常规性内审,可不开首次会议,有关问题可以通知审核的形式替代,即使召开首次会议,上述内容及环节可视情况简化。

4. 首次会议应致力于建立一个良好的审核"风格"和"氛围"。

5. 与会者签到。

6. 内审目的、范围和计划一般不在首次会议上更改,较小的变更是可以的。

7. 强调在内审所安排日程(时间)段中,被审核部门负责人应在场。

(五) 陪同人员的作用

1. 为内审组提供支持。

2. 代表受审核方见证审核活动。

3. 其他职责　如有关安全和保安方面的要求。

三、现场审核

首次会议结束后,即进入现场审核阶段。现场审核应按计划安排进行,具体的审核内容应按准备好的检查表进行。

现场审核是使用抽样检查的方法寻找客观证据的过程,在这个过程中,内审员的个人素质、审核策略和审核技巧得到充分的发挥。一个称职的内审员会在轻松自如并使受审核部门口服心服的情况下,完成审核任务。

现场审核在整个审核工作中占有非常重要的位置。审核工作的大部分时间是花在现场审核上,最后的审核结论也是依据现场审核结果做出,因此对现场审核的控制以及现场审核中审核策略、审核技巧的应用,是实现审核成功的关键。

(一) 现场审核的原则

1. 坚持以"客观证据"为依据的原则　这是最基本、最主要的原则。没有客观证据而获取的任何信息都不能作为不合格项判断的依据。客观证据不足或未经验证的证据不能作为判断不合格项的依据。客观证据必须以事实为基础,且可陈述、可验证,不应含有任何个人的猜想、推理的成分。客观证据必须是有效的,如所提供的文件和记录应经过法定代表人或其他管理层人员批准或签字,应是实际使用、执行的结果,应反映当前质量管理体系运行的真实状态。

2. 坚持标准与实际核对的原则　内审不能脱离审核准则。内审是一个抽样过程,并限制在某时间段、某个范围内进行,更需要紧扣内审主题,严格对照标准,确定审核项目、要点和抽样方案,寻找客观证据。内审员应在审核准则与审核证据比较核对后得出合格与否的结论。凡标准与实际未核对过的项目,都不能判断为合格或不合格。所谓的实际,应包括"有没有""做没做""做得怎样"依次递进的三个过程。

3. 坚持独立、公正的原则　审核判断时应坚决排除其他干扰因素,包括来自受审核方的、内审员感情上的等因素,自始至终维护、保持审核判断的独立性和公正性,不能因为情面或畏惧而私自消化不合格项。

4. 坚持"三要三不要"原则 即要讲客观证据,不要凭感情、凭感觉、凭印象用事。要追溯到实际做得怎样,不要停留在文件、口头回答上。要按审核计划如期进行,不要"不查出问题非好汉"。当按内审方案审核后无不合格项时,就应转到下一个审核项目上去。

(二)审核证据的收集

1. 收集审核证据的方式包括:

① 与受审核方面谈。

② 查阅文件和记录。

③ 现场观察与核对,如对活动和周围的工作条件的观察。

④ 实际活动和结果的验证。

⑤ 数据的汇总、分析,图表和业绩指标。

⑥ 来自其他方面的报告,如顾客反馈、外部报告等。

⑦ 相关抽样方案和确保对抽样和测量过程实施质量控制的程序。

⑧ 与职能之间接口有关的信息应注重收集。

2. 收集到的审核证据形式包括:

① 存在的客观事实。

② 被访问人员关于本职工作的陈述。

③ 现有的文件、记录等。

3. 审核证据收集的注意事项

① 审核证据并不是越多越好,而是适用的审核证据越多越好,以便发现真正需要的关键信息。

② 审核证据必须是有效的,如所提供的文件和记录应经过批准,是实际使用的,是质量管理体系运行期间有效的,是反映当前实际情况的,审核证据应尽量靠近审核日期。

③ 注意审核证据之间的相关性和一致性,宜从两个以上相关审核证据中发现问题和线索。

④ 注意审核证据的真实性,如询问有关人员、观察实际结果等。

⑤ 应收集能确定审核目标是否可以达到的审核证据,只有经过验证的证据才可作为审核证据。

(三)现场审核记录

在提问、验证、观察中,内审员应做好记录,记下审核中听到、看到、有用的真实信息,这些记录是内审员提出报告的真凭实据。在内审员的笔记中,还可以记录一些与审核有关的内容,如内部管理的气氛、员工的态度等,这些内容对体系总体评价有一定的好处。

1. 现场记录的作用

① 作为编制不合格项报告和内审报告的依据。

② 作为备忘核实的依据。

③ 作为查阅、追溯的参考。

2. 现场记录的要求

① 记录应清楚、全面、易懂,便于查阅、追溯。

② 记录应准确、具体,如文件名称、物资标识、产品批号、设备编号、记录编号、合同号码、陈述人职位和工作岗位等。

③ 记录应及时、当场记,尽量避免事后回忆、追记。

④ 记录的格式可采用"笔记式"或"记录表式",宜统一规定"现场审核记录表"。如采用"笔记式",笔记宜事后誊到记录表上,便于规范、保存。

(四) 审核证据与审核发现

对所收集到的审核证据应进行整理、分析、筛选,在此基础上得出审核证据与审核发现。

对所收集的审核证据,内审组应依据审核准则进行评价,形成审核发现。审核发现可为合格项或不合格项。内审组应在适当的审核阶段对审核发现进行评审,特别是在举行末次会议之前应进行评审。

当未发现不合格项时,对合格项的归纳至少应指明所审核的场所、职能或要求,合格项的各个审核发现还应分别形成文件。对未满足规定要求的不合格项应以清晰、简明的方式加以识别和记录,应得到受审核部门的理解和审核证据的支持。应与受审核部门的代表就不合格项进行评审,以获得对审核事实的确认。受审核部门应确认不合格项中的事实是准确的,并对不合格项解释。对有意见分歧的事实,双方应尽量沟通解决,对未能达成一致意见的应予以记录。

内审尤其是现场审核的主要目的就是形成审核发现。在审核时,及时将审核发现,特别是不合格项与应受审核部门沟通、反馈,得到受审核部门的理解与确认,以提高审核的有效性和效率。

四、不合格项报告

不合格项报告是对现场审核中得到的审核发现进行评审,并经受审核部门确认的对不合格项的陈述,是审核报告的一部分,是审核组提交给血站的正式文件。

(一) 不合格项的含义

审核所述的不合格项是指"未满足要求"。这里的要求主要有:

1. 标准要求　如 ISO 9001 标准要求。

2. 文件规定　包括血站质量手册、程序文件、质量记录和质量计划或技术性文件和管理性文件。

3. 合同规定　与医院签订的供血合同,与供方签订的采购合同等。

4. 社会要求　包括法律、法规、法令、条例、规章规则,以及环境保护、健康安全、能源、自然资源保护等应承担的义务。

5. 其他规定　如法定代表人的要求,常识性要求(不一定形成文件)。

6. 顾客投诉。

不合格项的判定以审核准则的要求和顾客有效投诉为依据,对隐含要求的不合格项宜以观察项形式表述或在审核报告中适当描述。

(二) 不合格项的类型

在质量管理体系内部审核中遇到的不合格主要有以下几种类型:

1. 文件不合格项　包括文件与要求不符合、规定没有实施、实施没有效果三种情况。

2. 设备不合格项　生产或测量监控设备不符合保证产品质量的技术状态或管理要求。

3. 产品不合格项　产品(包括采购产品、半成品、成品等)不符合技术规范或顾客要求或社会要求。

4. 人员不合格项　审核涉及的具体岗位人员不符合标准或文件或实际操作应达到的素质和培训要求。

5. 工作环境不合格项　审核涉及的区域环境不符合产品、设备、人员、材料、工艺、生产、管理对工作环境的要求。

6. 其他不合格项　审核涉及时间、信息等对资源有影响的因素,尽管文件未规定,但与常识性要求不符合的项目。

以上分类利于突出重点,采取纠正措施。

(三) 确定不合格项原则

1. 规定与实际核对的原则　在审核时应坚持实际与规定核对的原则,不合格项必须是在规定范围内经过核对、建立在客观证据上的审核发现。未经核对的不能判为不合格项。客观证据不充分的不能判为不合格项。超出规定范围的,不宜提出不合格项。

2. 以客观证据为依据的原则　凡依据不足的不能判为不合格项。受审核部门有意见、有分歧的不合格项,可通过协商或重新审核来决定。

(四) 不合格项的分级

质量管理体系内部审核可按严重性分成严重不合格项、一般(轻微)不合格项、观察项。

1. **严重不合格项**　严重不合格项通常是指系统性失效或缺陷。主要判断标准有:

(1) 质量管理体系与约定的质量管理体系标准或文件要求严重不符。如关键控制程序没有得到贯彻,缺少审核准则规定的要求等。

(2) 造成系统性失效的不合格项,可能需要由多个一般不合格去说明。如检测设备大部分未按周期进行校准/检定,不合格品的处置大部分未按规定要求进行评审和记录等。

(3) 造成区域性失效的不合格项,可能需要由多个一般不合格去说明。如某血站质量管理体系未覆盖到分支机构,或某分支机构未按标准要求组织实施,质量管理体系覆盖的产品中有某个产品未按标准进行质量控制等。

(4) 可造成严重后果的不合格项。如某血站未按要求进行血液采集、制备、检测、保存等,这些都直接危及血液制品质量、顾客安全,会给血站带来重大损失,严重损害血站声誉。

(5) 违反法律、法规的不合格项。

2. **一般(轻微)不合格项**　一般(轻微)不合格项是指孤立的、偶发性的、并对产品质量无直接影响的问题。

3. **观察项**　对不合格项进行分级,在有些情况下会成为一件困难的事情,因为其界限很难准确划定。这种区分往往取决于审核组长和内审员的经验和技巧。有时候会出现一种类似不合格项的报告称为"观察项"。出现"观察项"的情况主要有:

(1) 证据稍不足,但存在问题、需提醒的事项。

(2) 已发现问题,但尚不能构成不合格,如发展下去就有可能构成不合格的事项。

(3) 其他需提醒注意的事项。

观察项报告不属于不合格报告,也可不列入最后的审核报告中。"观察项"的设置无疑为审核组和受审核方各准备了一个台阶,对于缓解审核气氛会带来好处,使用得法,对内审有积极意义。

(五) 不合格项报告的内容

不合格项报告的内容,可包括:受审核部门名称、内审员、陪同人员、日期、不合格现象的描述(应指出不合格、缺陷的客观事实)、不合格现象结论(违反标准、文件的条文)、不合格项性质(严重程度)、受审核部门的确认、纠正措施及完成时间、采取纠正措施后的验证记录等。不合格项报告三要素是:不合格现象的描述、不合格现象结论和不合格项性质,这是任一不合格项报告不可缺少的。

　　不合格现象的描述应严格引用客观证据，并可追溯。例如观察到的事实、地点，当事人，涉及的文件号、产品批号，有关文件内容，有关人员的陈述等。描述应尽量简单明了、事实确凿、直笔表述、不加修饰。

　　不合格现象的结论主要是指所描述的现象违反了约定文件（质量管理体系标准、质量管理体系文件、合同等）的哪条规定。

（六）不合格项报告的格式

　　不合格项报告无固定的格式，可自行设计，但需满足"4C"要求，即 Complete（完整）、Correct（正确）、Clear（清楚）、Concise（简明），并具有可重查性。内审不合格报告例表见表1-1。

表1-1　内审不合格报告

审核日期		受审核部门	
发生地点		审核员	
观察结果描述：			
上述结果不符合 □ 血站质量管理规范　　　　　　　　　　　条款号＿＿＿＿＿＿ □ 血站实验室质量管理规范　　　　　　　　条款号＿＿＿＿＿＿ □ GB/T19001　　　　　　　　　　　　　　条款号＿＿＿＿＿＿ □ 质量手册\体系程序或其他质量文件　　　条款号＿＿＿＿＿＿ 严重程度　　　　　□ 严重不合格　　　　　□ 一般不合格			
陪同人员确认：		受审核部门负责人确认：	
请在五日内完成原因分析及纠正措施的制定。			
原因分析 纠正措施 制定者：　　　　　　　　　　　　　　制定日期：			

纠正措施审核意见	
审核者：	审核日期：
纠正措施批准意见	
批准者：	批准日期：
纠正措施实施者：	实施日期:预计于　年　月　日前完成。
纠正措施验证	
验证者：	验证日期：
纠正措施评价	
评审者：	评审日期：

（七）不合格项报告的注意事项

1. 不合格项报告必须写出标准要求下的不合格客观事实,描述应清楚、正确、完整,并取得受审核部门代表确认。

2. 不合格项陈述要求

（1）事实确凿、可追溯,不会引起受审核部门争执或不予确认。

（2）陈述在何地、何时、什么事项、何人等,涉及具体人员时,宜提岗位或服务。

（3）为对受审核部门有所帮助,陈述可指出若使之正确需要怎样做。

（4）适当陈述理由。

3. 审核结束前,所有不合格项都应得到受审核部门的确认。

五、末次会议

现场审核以末次会议结束,末次会议是内审组、血站领导和有关部门负责人员参加的会议。

（一）末次会议的任务

1. 向受审核部门介绍审核情况，以便他们能够清楚地理解审核结果，并予以确认。

2. 报告审核发现和审核结论，重点在不合格项。

3. 提出后续工作要求，如纠正措施、跟踪审核等。

4. 结束现场审核。

（二）末次会议的内容

1. 内审组对受审核部门在整个审核期间的合作表示感谢，与会者应签到。

2. 重申审核目的和范围　考虑到参加末次会议的人员不一定参加过首次会议，审核组长应重申审核目的和范围。

3. 强调审核的局限性　审核是抽样进行，存在一定风险，但内审组已尽量使这种抽样具有代表性，使审核结果具有公正性。

4. 宣读不合格项报告　可选择主要部分。

5. 提出纠正措施要求　内审组向受审核部门提出采取纠正措施的要求，包括制定纠正措施的时间，完成纠正措施的限期，验证纠正措施的方法等。

6. 宣读审核意见　内审组长宣读审核意见，说明审核报告的发布时间、方式及其他后续工作。

7. 血站领导表态，对纠正做出承诺。

8. 会议结束，对受审核部门表示谢意。

（三）末次会议的注意事项

1. 末次会议是内部审核结束的一个重要会议，不能省略。

2. 末次会议的重点应围绕不合格项，提出纠正措施及要求。

3. 审核结果、意见涉及的部门和人员应到会，以便实施纠正。所有到会的人员应签到。

4. 末次会议的召开时间是在内审计划中确定的，应保持审核风格和良好的气氛，"准时开始、准时结束"，会议时间通常为一小时。末次会议切勿拖沓，避免发生争执。

5. 末次会议应有会议记录，并保存，记录应包括到会人员的签到。

6. 有些不合格项，受审核部门已在末次会议前采取了纠正措施，经内审员验证可不在会上提出或在会上予以肯定。

7. 末次会议应适当表扬受审核部门取得的成功经验和好的做法，不要一味谈问题。

8. 宣读不合格项报告或对受审核部门不利结论时，应充分准备，选择适当措辞,防止陷入"僵局"。

9. 说明所有审核都具有一定的不确定因素。审核是利用有限资源在有限的时间内开展的工作,内审期间所收集的信息不可避免地是建立在对可获得信息抽样基础上,这就导致内审具有一定的不确定因素,内审组应对这种不确定性加以陈述。

10. 在末次会议之前内审组应进行内部商议,目的是:

(1)评审所有审核发现。

(2)达成一致的审核结论。

(3)讨论审核的跟踪措施。

第四节　内部审核报告

内审报告是内审组结束审核工作后必须编制的一份文件。内审报告由内审组长完成审核后在规定期限内,以正式文件的方式提交给法定代表人。内审报告提交后,内审即告结束。

内审报告是对内审中内审发现的统计、分析、归纳、评价。报告应规范化、定量化、具体化,要统计分析不合格项,对审核对象的质量活动及结果进行综合评价,与受审核部门共同制定纠正措施和实施要求。提交内审报告前,应与血站法定代表人协商,核实修正报告内容,取得原则上同意之后提交法定代表人审查批准。被批准的内审报告应分送有关部门和人员。

一、内部审核报告的内容

内审组长对审核的报告的编制、准确性和完整性负责,内审报告通常包括以下内容:

1. 审核目的。

2. 审核范围　特别是对受审核过程、部门的识别以及审核所需的时间期限。

3. 审核准则。

4. 现场审核活动的日期和地点。

5. 审核组成员。

6. 审核过程概述　包括影响审核结论可靠性所遇到的问题。

7. 审核发现。

8. 审核结论。

9. 确认在审核范围内,根据审核计划,实现了审核目的。

10. 在审核范围内未涉及的区域。

11. 内审组和受审方之间没有解决的、不一致的问题。

12. 经协商的审核后续活动计划。

13. 内审报告的分发名单。

二、内部审核报告中的审核结论

审核结论必须写入内审报告中。审核结论不仅是受审核方最为关心的审核结果，也是内审组最为困难、最需慎重的决定。审核结论应在所有审核发现汇总分析的基础上做出。

（一）内审报告应包括的结论

1. 管理体系在审核范围内是否符合审核准则。

2. 管理体系在审核范围内是否得到有效实施。

3. 管理评审过程对确保管理体系的持续适宜性和有效性的能力。

（二）在评价质量管理体系并做出上述结论时，应充分考虑持续改进和顾客满意

1. 质量方针和质量目标实施的有效程度。

2. 质量管理体系的适应性、有效性、充分性。

3. 产品满足顾客要求与法律法规要求的能力和顾客满意程度。

4. 是否建立了持续改进机制。

内审报告还应有审核发现，即合格项和不合格项的描述，内审不合格项应以标准明示要求和顾客投诉为依据，对隐含要求的不合格项可在审核报告中适当描述。

三、内部审核报告中的纠正、预防和改进措施及要求

内审是管理工具，重点是推动内部改进。因此，提出纠正、预防和改进措施及要求应成为审核的一项重要任务，成为报告的重要内容。

（一）纠正、预防和改进措施之间的差别

1. 纠正措施是针对实际问题的原因所采取的消除措施。

2. 预防措施是针对潜在问题的原因所采取的消除措施。

3. 改进措施是为提高各项活动和过程的效果和效益所采取的措施。纠正和预防措施可归入改进措施的范畴。

（二）提出措施

提出并实施纠正、预防和改进措施，是内审的工作重点。

1. 措施的提出是内审组和受审核部门的共同责任。所有内审中出现的不合

格项,都应采取相应的纠正和预防措施。

2. 措施从提出到实施,应按一定程序进行。

（三）评审措施

措施提出后应进行评审,目的是确保措施实施的有效性。

1. 措施应针对性强,具体可操作,时间分工要求合理、明确。

2. 措施应具有一定的先进性和创造性,能体现先进的管理和技术。

3. 措施应得到实施,能经济有效地解决问题,并不会产生其他较大的负面影响。

4. 解决问题应有较强的系统性和一定的深度,能较好地防止问题再发生。

（四）确认措施

措施评审还须进行确认,目的是确保其能够且得到有效实施。

1. 确认者除内审组长外,还应包括有责任、有能力实施的部门和人员。

2. 受审核部门范围内的措施(受审核部门有责任并有能力实施的措施)经双方确认即可。超出受审核部门范围的措施(受审核部门有责任但无能力实施的措施),内审组应与受审核部门及有关部门共同确认、认可或由血站领导确认、认可。

（五）实施措施

1. 受审核部门范围内的措施,由受审核部门负责人确认批准后,付诸实施。

2. 职能部门范围内的措施,由有关部门负责人确认批准后,付诸实施。

3. 血站范围内的或影响重大、牵涉面广的,由质量负责人确认批准后,付诸实施。

（六）实施评价

1. 对措施实施过程及记录应进行评价。

2. 实施过程中,能及时发现问题,分析原因,采取新的措施加以克服解决。

四、内部审核报告的处理

内部审核报告的处理方式有:

1. 根据审核结果及综合评价,由内审组提出建议,对受审核部门进行考核。

2. 根据内审报告中提出的纠正或改进措施,组织分层分步实施,并对实施情况进行跟踪报告。

3. 将审核过程形成的有关文件、资料整理归档,以便统计分析、查询和利用。

4. 报告应分发至有关负责人和部门,以便采取纠正和预防措施。

五、内部审核报告的格式

内审报告无统一格式,由血站自行规定,但报告的格式应规范、紧凑,突出重

点,照顾一般,不同审核对象的审核报告应有区别。内审报告及不合格项分布列表
参见表1-2和表1-3。

表1-2　质量管理体系内部审核报告

审核目的			
审核范围			
审核依据			
审核日期			
编制人		编制日期	
质量体系内部审核综述			
一、主要成效			
二、不合格项数量、分布、性质统计分析情况			
三、质量管理体系运行状况评价 结论: 说明:			

序号	不合格项
1	
2	
…	
批准意见	

表 1－3 不合格项分布列表

序号	要素 / 不合格项数 / 部门	献血服务	成分制备	血液检验	血液供应	信息业务	后勤总务	档案管理
1	总则							
2	质量管理职责							
3	组织与人员							
4	质量体系文件							
5	建筑、设施与环境							
6	设备							
7	物料							
8	安全与卫生							
9	计算机信息管理系统							
10	血液的标识及可追溯性							
11	记录							
12	监控和持续改进							
	不合格品的控制							
	内审							
	持续改进							
	管理评审							
13	献血服务							
14	血液检测							
15	血液制备							
16	血液隔离与放行							
17	血液保存、发放与运输							
18	血液库存管理							
19	血液收回							
20	投诉与输血不良反应报告							

六、注意事项

1. 内部审核结束后,内审结论和建议应形成报告。

2. 内部审核报告应力求客观,对事不对人,应适当肯定受审核部门,不能一味谈不足之处。

3. 内部审核报告应先征得受审核部门负责人同意,取得血站领导的批准后,才能分发、实施。

4. 内部审核报告应突出重点,容易理解。应简明扼要,避免长篇累牍。应定量、具体,用典型事实、数据说话。应能抓住血站领导和顾客关心的问题。

5. 内部审核报告应及时分发至相关的或应采取措施的部门和人员。

措施的制定不能就事论事,应透过现象看本质,通过局部看全局。应可操作,可控制,可评价。应从预防、系统和发展的角度制定。应循序渐进,分层分步地制定实施措施。

第五节　内部审核后续活动

一、内部审核后续活动的含义

适用时,内审结论可以指出采取纠正、预防或改进措施的需要。此类措施通常由受审核部门制定并在商定的期限内实施,不视为内审的一部分。受审核部门应当将这些措施的状态告知血站管理层或内审管理部门。

应当对纠正措施的完成情况及有效性进行验证。验证是内审后续活动的一部分。

内审方案可规定由内审组成员进行审核后续活动,通过发挥内审组成员的专长实现增值。在这种情况下,应当注意在随后审核活动中保持独立。

二、内审后续活动的目的

1. 促使受审核部门采取、实施有效的纠正和预防措施,防止不合格项再次发生。

2. 验证纠正和预防措施的有效性。

3. 确保消除内审中发现的不合格项。

三、内审后续活动的范围

审核跟踪以内审中发现的不合格项纠正情况为主,但常因需要而扩大范围,对有效性的验证也因内部管理的需要而更为严格。

四、内审后续活动的作用

1. 促进改进　审核跟踪能促使受审核部门建立防止不合格项再次发生的有效机制,促使受审核部门不断改进。

2. 向管理层报告　通过审核跟踪,向管理层及时反馈受审核部门的纠正情况以及体系运作的情况。

3. 证实　向外部审核机构提供血站体系正常运行的证据。

五、内审后续活动的实施

(一)审核后续活动的形式

1. 受审核部门将书面文件提供给内审员或内审后续活动工作负责人,作为进行了纠正和预防措施的证据。内审员对其进行实际验证。

2. 内审员到现场对原不合格项进行复审,记录对纠正结果的验证情况。

(二)内审员的职责

1. 对不合格项纠正结果进行验证并记录。

2. 证实所采取的纠正/预防措施是有效的,必要时应建议纳入文件。

3. 发现遗留问题,并提出纠正/预防措施建议。

4. 向内审工作负责人(内审组长或质量负责人)报告审核后续活动结果。

(三)内审后续活动的实施要点

1. 内审后续活动应有专门部门负责管理,应建立相应工作程序,以确保跟踪审核正常、规范。

2. 内审后续活动的时间、范围通常应事先与受审核部门约定,审核前再次通知受审核部门。

3. 对纯属文件性的不合格项,只需通过文件传递方式便可验证。对现场工作的纠正和预防措施,应到现场进行复查、验证。

4. 对已采取了纠正和预防措施,但效果不好的情况下,应与受审核部门进行分析研究,制定纠正措施或建议升级进行纠正。对有效的纠正或预防措施,应采取巩固措施。

5. 实施内审后续活动的人员可由原内审组中的成员担任,也可委托其他有资格的人员担任,但实施跟踪审核的人员应了解该项跟踪审核工作的资料和情况。

6. 内审后续活动报告　对内审后续活动结果应形成书面报告,报告中应对所有不合格项的纠正结果进行统计分析。每个不合格项的纠正情况可作为报告的附件。报告由实施内审后续活动的内审员编制,由内审工作负责人批准,必要时提交法定代表人评审。

第六节 内部审核技巧

一、内部现场审核策略及应用

内审员对现场审核策略的有效运用是实现成功审核的关键。现场审核策略是内审员在现场收集充分、适用的审核证据而采取的审核方法。审核策略可根据不同内审目的、要求、对象和实际情况来选用，既可独立使用，也可交叉使用。审核策略运用的有效性，主要取决于内审员的个人素质、经验、技巧等。以下为质量管理体系审核时，内审员可能用到的审核策略。

1."按流程"审核的策略 按流程审核是按照产品形成过程或质量活动操作步骤依次审核的方法。该策略按审核方向不同分为顺向审核策略和逆向审核策略。顺向审核策略是按照产品形成过程或质量活动从发生到实现的顺序进行审核的方法。逆向审核策略是按照产品形成过程或质量活动从实现到发生的逆序进行审核的方法。

按流程审核适用于操作流程性强、审核对象确定的情况。该策略审核思路清晰，方法简便，容易发现"接口"问题或"系统失败"。在审核设计开发、生产和服务提供的控制、内部审核时可采用该策略。

2."按组织结构"审核的策略 组织结构审核策略是按照血站层次、职责及关系进行审核的方法。该方法按审核起点不同而分为自上而下审核策略和自下而上审核策略。质量方针、质量职能的分配与落实、内部沟通、文件控制等可采用该策略。

3."按部门"审核的策略 按部门审核是每次审核一个部门内的所有活动的审核方法。在进行质量管理体系审核、采购、顾客满意、数据分析时经常采用该策略。运用该策略时应注意针对某个部门确定过程，分清主次，在各审核人员统一协作的前提下完成审核任务。

4."按过程"审核的策略 按过程审核是审核质量管理体系中与某一个过程有关的每一项活动的审核方法。该策略的适用性与按部门审核相同。但在运用该策略时要针对某一过程选择部门，分清主次，防止重复交叉。通常与按部门审核策略结合在一起应用。

5."重点发散"的审核策略 重点发散审核策略是围绕某个重点扩大审核范围的审核方法。一个称职的内审员，确认审核重点是其必备的基本功。在进入审核区域时,首先要确认审核重点,并在审核过程中随时抓住重点。在审核资源管理、管理评审、质量目标、过程的监视和测量、过程确认、产品的监视和测量等时可采用该策略。

6."问题溯源"的审核策略　问题溯源审核策略是针对某个问题进行原因追查的审核方法。在审核时会发现各种各样的问题,为使判断正确,应分析、追溯产生问题的根本原因。在审核数据分析、顾客投诉、设计和开发更改的控制、不合格品、纠正和预防措施时可采用该策略。运用该策略时,关键要透过现象看本质,保持预防、改进的锐利目光。

7."概括切入"的审核策略　概括切入审核策略是从了解审核项目基本情况、事实、数据入手,有目的、有重点地缩小范围、深入具体的审核方法。有些审核对象,如记录控制、质量管理职责和权限、内部沟通、人力资源、设施、与顾客有关的过程、监视和测量装置的控制等宜从掌握概况入手。为确保审核抽样的代表性,需要内审员能够了解审核对象的整体情况。

8."顺藤摸瓜"的审核策略　顺藤摸瓜审核策略是以问题线索为主导深入追查或核实的审核方法。内审员应具有职业敏感性,在审核中善于发现,必要时可以变更审核计划。在审核不合格品控制、顾客投诉、顾客满意等方面往往需要运用该策略。

9."现场扫描"的审核策略　现场扫描审核策略是以全面观察现象为主的审核方法。审核准则中的一些条款、要求,必须亲临现场观察才能得出结论,如产品标识和检验状态、工作环境、在用检测设备状态、设备操作与维护、工艺要求、贮存、搬运、包装、防护等。

二、沟通技巧

审核过程实际上是一个沟通过程,而且是一个正式的双向沟通过程。掌握沟通技巧,是对内审员的基本要求。充分、流畅地沟通是审核成功的关键之一。

(一)面谈技巧

成功的面谈,有利于建立融洽关系,消除心理障碍。有助于得到受审核方人员的合作,有助于查明情况,获取需要的客观证据。在面谈时的内审员应掌握的技巧有:

1. 得当的提问。
2. 少说、多听。
3. 保持融洽的关系。
4. 选择适当的面谈对象。

在面谈时,内审员应自始至终保持礼貌、友善的态度。如,对面谈对象及内容表示兴趣,对误解要耐心。避免打断、干扰、反驳对方的谈话。注意"请"和"谢谢"的适当使用。保持客观、公正的态度等。

面谈是收集信息的一种重要手段,面谈的方式、面谈情况应与接受面谈的人员相适应。此外,内审员还应考虑以下方面:

1. 为了获得具有代表性的信息,在审核期间应与血站内不同层次、不同职能的人员面谈,尤其是过程活动的实施人员。

2. 面谈应尽量在接受面谈人员的正式工作场所进行。

3. 应采取各种方式,避免让接受面谈的人员感觉紧张。

4. 面谈的理由与所做的笔录应予以说明。

5. 面谈的结果应予以归纳,所得出的任何结论应在可能的情况下与接受面谈人员进行验证。

6. 所提出的问题可以是开放式或封闭式的,但应避免引导式提问。

7. 对接受面谈的人员的参与及合作应表示感谢。

(二)提问的技巧

提问是内审中运用最多、最基本的方法。采用正确的方式提问,是内审员基本的沟通技巧。

1. 提问的目的

(1)获取内审所需的信息:通过提问,有目的、有重点地去收集信息。信息不是越多越好,而是适用的信息越多越好,即所获取的信息应有助于迅速、正确地达到审核目的。

(2)掌握审核主动权,保证审核计划如期完成:根据内审的目的、计划,有选择、有重点地提问,使受审核方能在你的提问下自觉或不自觉地提供你所需要的信息和证据,将受审核的行为引入审核计划安排的轨道上来,保证内审计划顺利实施。

2. 提问的方式　按回答的结果可分成三类:

(1)开放式提问:是能得到较广泛的回答为目的的提问方式,如"怎么样?""什么?"

(2)封闭式提问:可以用"是""不是"或一两个字就能回答的提问方式。内审员除必要时应尽量少用封闭式提问。封闭式提问往往会使面谈对象情绪紧张,有些问题也很难回答,实际工作中的许多情况是不能用"是"或"不是"来定论的。

(3)思考式提问:可围绕问题展开讨论以便获得更多信息的提问方式。问式常有:"为什么?""请告诉我……"

内审员根据打算了解的情况、面谈对象的情况和面谈发展的情况,可灵活使用上述三种类型提问方式。

提问按检查内容可分为两类:

① 按审核检查表提问。

② 根据审核进展情况提问。

总之,提问方式有许多种,不管哪种方式,重要的是你的提问必须明确观点和目的,时机适当。必须表述准确、清楚、层次分明,依次递进,就像剥笋一样一层层剥下去,直至剥到你需要的地方。提问要用最短的时间,从最佳角度获得最能达到审核目标的信息和证据。如检查表上列有 A、B、C、D 四个依次关联的问题,你按序提问显得机械呆板,而且不与当时场景结合,提问效果往往不好。选择性提问则显得灵活,有针对性,能提高提问效果。一个老练的内审员的提问方式常常在表面看来是随机的,但总能在当时场景中找到最适当的提问方式,并得到理想的答案。如你到采购部门审核合同评审要求,可以问:① 合同评审是不是你们负责的?(目的是确认责任)。② 今年你们一共订了多少合同?(目的是调查应评审的合同数)。③ 请你把今年所订的全部合同拿给我看看。(目的是确认合同评审数和评审有效性验证)。

3. 提问的注意事项

(1) 考虑被问者的背景。

(2) 观察神态表情。

(3) 适时表示谢意。

(4) 努力理解回答。

(5) 不能建议或暗示某种答案。

(6) 不说有情绪的话。

(7) 不要连珠炮式地发问。

(三) 聆听的技巧

学会聆听,对内审员来说是非常重要的。在审核过程中,内审员聆听的时间可能会达到总审核时间的 80%。谦虚和认真的聆听态度有助于形成融洽气氛和获得有价值的信息,有助于得出客观的审核发现。

1. 聆听技巧

(1) 少讲多听。

(2) 不怕沉默。

(3) 排除干扰。

(4) 多问开放性问题。

(5) 多鼓励讲话者。

(6) 善意的态度。

2. 聆听时的注意事项

(1) 持平等、真诚的态度。

（2）专注、认真地听。

（3）有耐心并及时反馈。

（4）尽可能不要做出不恰当的反应。

（四）验证技巧

内审员得到对方回答后，需要辨别真伪，正确理解意见。所以进行分析验证是必不可少的。

1. 验证的方法

（1）把对方回答与环境背景因素作为一个整体考虑分析。

（2）通过一种或多种渠道加以验证，验证是一种最直接有效的方法。

（3）从合适的角度分析、理解对方的回答。

（4）对对方表达的意思要具有职业的敏感性，善于从中捕捞到蛛丝马迹，顺藤摸瓜。

一般情况下，内审员在得到回答后，常采用"请给我看……"的语句，如果客观证据一时拿不出，或受审核方推托或稍后提供时，内审员应记下此细节，以防遗忘。内审员不能认为某人说的就是事实而忽略审核证据的验证，否则将会导致错误的审核结论。被访问人员的陈述并不都可作为审核证据，通常当事人或负责人所做的陈述才可作为审核证据。

2. 验证的思路

（1）有没有：不能因为回答得很圆满，审核就到此止步，还要按照标准要求，验证应具备的程序文件、计划、记录等是否符合要求。

（2）做没做：不能因为文件、计划、记录编制得很好、很多，就认为符合要求，还要按照文件、计划进行观察、面谈、核查，判断实际是否做了。

（3）做得怎样：不能因为已按文件、计划做了，审核就到位了，还要检查实际做的结果是否有效，是否真正受控，是否达到质量活动规定的目标。

（4）笔记：在提问、验证、观察中发现的审核证据应及时记录，并让受审核方确认。

三、受审核部门拒绝确认不合格项报告的对策

1. 受审核部门认为这不是客观事实。

对策：拿出充分证据，证明这是客观事实。如无充分证据，应取消不合格项报告。

2. 受审核部门提出相反的客观事实。

对策：验证其提供的相反客观事实是否真实、有效，发生时间是否有误。如提供的相反客观事实成立，则予取消。如不成立，应坚持原判。

3. 受审核部门认为这不是标准要求。

对策:对照标准、文件规定,如是,应坚持原判,如不是则予取消。

4. 受审核部门认为这是方法问题。

对策:内审员应坚持方法的多样性,只要该方法是有效的,能达到规定要求就予承认。如是无效的,应有充分理由和证据说服受审核部门。内审员切忌用自己的想法、做法作为标准进行判断,甚至强加于人,这会招致审核部门的强烈反感。

总之,当受审核部门不确认不合格项报告时,内审员应冷静、耐心,应在坚持审核原则的前提下有"从善如流"的胸怀。内审员应阐明理由,指出这是不是客观事实,是不是标准要求,让受审核部门口服心服,而不是居高临下,以势压人。

5. 不合格项报告应至少分发到不合格项发生的责任部门和纠正措施实施的责任部门,以便实施纠正措施并对其效果验证。

6. 开具不合格项报告时,不能感情用事,不能用形容、夸张的语言描述,不能任意扩大不合格的客观事实范围,不能以自己的想法、做法作为不合格判断的依据,不能任意拔高标准要求。

7. 开具不合格项报告时,必须考虑纠正措施的效果,是积极的还是消极的,对产品质量的影响是直接的、主要的还是间接的、次要的。

四、一些典型情况的应对技巧

实际审核中会遇到各种各样的人,由于这些人对审核持有不同的看法,就会产生不同的态度,内审员应针对不同类型的人采用适当的应对技巧。

1. "没问题"型　这种人试图使内审员产生"优秀"的看法,只给你看好的一面,对差的地方搪塞了事。

应对技巧:坚持全面审核,听好的,也要听差的,看好的,也要看差的。

2. "抵触"型　不欢迎任何批评,轻视内审员的意见,不与内审员合作。

应对技巧:保持冷静,坚持审核,对查到的问题做清楚、耐心的说明。

3. "掩盖"型　尽可能少说话、少回答问题,即便回答问题也兜个圈子,力图使内审员不了解真实情况。

应对技巧:耐心、容忍、灵敏变换问法,直至达到目的。

4. "一问三不知"型　对所提的问题以情况不熟悉为由不作回答。

应对技巧:请受审核部门另派熟悉情况的人陪同或介绍情况。

5. "高谈阔论"型　对内审员提出的问题旁征博引,高谈阔论,与你进行理论探讨,想利用专业方面的优势震慑住内审员,减缓审核进度。

应对技巧:及时插入最实际的问题,不与其辩论理论问题或技术问题。

6. "办不到"型　当内审员提出问题时,以实际行不通、做不到、没必要、太繁琐等为理由向你解释,不肯承认问题。

应对技巧:清楚、耐心地说明这是规范要求,审核是规范与实际核对的过程。

7.“辩解”型　对被查到的不合格项千方百计辩解,寻找开脱理由。

应对技巧:可以重新核查,坚持以事实为依据。

8.“主动暴露”型　向内审员主动介绍存在的问题,并推卸责任。

应对技巧:先核实其所介绍的问题,但应谨慎,不可介入受审核方的人际矛盾。

9.“求饶”型　承认内审员查到的问题,但要求内审员高抬贵手,不要判不合格项,并表示立即纠正。

应对技巧:应坚持原则,但对受审核方可表示同情,持理解的态度,对确能立即纠正的轻微不合格项降为观察项或待其纠正确认后可不判。

10.“故意拖延”型　千方百计转移内审员审核目标、精力和时间,你让他取材料,他迟迟不提供,你让他介绍,他给你海阔天空吹一通。陪同人员口才特好,总爱主动介绍情况或经常溜号等。

应对技巧:尽量避免做不相干的事,周密计划,保持审核目标明确,要主动客气地打断不相干的介绍,催促受审核方提交材料,不与其讨论其他问题等。

11. 对内审员非常客气热情,泡茶、递烟、供水果等,以此淡化审核气氛。

应对技巧:审核时尽量少应酬,通常不吃水果之类的食物,客气但严肃。

五、现场审核的控制

现场审核在整个内审工作中占有非常重要的位置,审核工作的大部分时间是花在现场审核上的,最后的审核结论也是依据现场审核的结果做出。因此对现场审核的控制就成为内审成功的一个重要方面。现场审核控制主要责任者是内审组长。

1. 忠于内审目的　内部审核从策划开始到提交内审报告结束,自始至终应忠于审核目的,特别在现场审核时,会有各种干扰,稍不注意就会使审核偏离原定轨道,内审组长在组织审核过程中,应随时掌握动态,把握方向,认准目标,发现偏离及时协调、调整。内审员应保持清醒的头脑,清楚自己正在干什么,应干什么,怎么去干,坚定地按照计划安排和检查清单进行,不要因为各种干扰而轻易转移审核视线,偏离审核目的。

2. 保持内审节奏　内审组长是乐队指挥,应注重乐队团体的和谐,发挥整体功能。内审员应按计划有序地进行审核,服从内审组长指挥,内审员彼此间应充分沟通、协调、互补,这些都是保持审核节奏的关键。内审员在审核时决不能在一个部门“直至找到问题为止”,对偏离检查表的审核应特别慎重,除非有关键线索,一般不应偏离,要审时度势,调查至必要的深度。

3. 内审组沟通会　审核进行到某个阶段或一天结束后,应召开内审组沟通会,这是内审组长实施审核控制的重要手段。通过内审组沟通会,内审组长了解各内审员工作进程,提出下一步工作要求,协调有关工作。在沟通会上,还应对查到的审核证据和审核发现进行分析和判断,决定是否需要开具不合格项报告及确定不合格类型。在末次会议之前应召开一次沟通会,对审核结果进行归纳、分析,并做出评价,研究末次会议内审组发言内容。

4. 内审计划的控制　通常依照内审计划和检查表进行审核,只有当认为改变内审计划可以更好地达到审核目的时,才可适当变更。变更内审计划需得到受审核方的同意。只有当发现有严重不合格可能时,才能超出原检查表的限制,按新发现的线索跟踪,直到做出结论。

5. 内审进度的控制　审核工作应按照预定的时间完成,如果出现了不能按预定计划时间完成的情况,内审组长应及时作出调整,可通过调整力量或适当减少审核内容等办法使审核工作按预定的计划进行下去。对需追踪的重要线索可由组长决定延长审核时间直至得到可信的检查结果。

6. 内审气氛的控制　内审组长应时刻注意审核工作的进展情况,对审核中不应该出现的气氛紧张或过于敷衍等情况,应采取适当的措施纠正。融洽的气氛有利于内审的进行。

7. 内审范围的控制　从内部审核的目的出发,审核中常有扩大审核范围的情况出现,当要改变审核范围时,应征得内审组长的同意,必要时内审员有权扩大抽样范围和抽样数量。

8. 不合格项的控制　所有的不合格项均应报告内审组长,内审组长每天都应对不合格项进行审查。凡是不够明确的,或未得到受审核方确认的,可采取再检查核对的办法。根据对不合格项情况的综合分析,内审组应从利于改进的目的出发,发出不合格项报告。

9. 与受审核方的沟通　内审期间,内审组长应定期就审核的状况和任何关注的问题与受审核部门进行适当的沟通。内审员应对所有超出审核范围的问题均应予以记录,并向内审组长报告,与受审核部门沟通。当可获得的证据表明审核的目的无法实现时,审核组长应向受审核方报告原因,以确定适当的措施,措施可包括:终止审核或变更审核目标。

10. 其他控制　应注意对客观证据的确认,不定时进行复查。应及时纠正违反审核纪律或不利于内审正常进行的言行。对某些意外情况应及时、妥善处理。

第二章　内审员要求

质量管理体系内部审核是一种内部评价活动,这种评价是通过内审员的审核工作完成的。现场审核时,往往是由一个内审员单独到一个现场进行信息的收集和审核证据的获取。内审员的能力与素质如何,是影响内部质量管理体系审核效果的主要因素。内审员除了要理解和掌握各种规范和标准外,其专业及审核能力,是影响审核结果可信性、有效性的重要因素。

内审员也是血站内各个部门的业务骨干,对质量管理体系的建立和实施起着重要的支持和推动作用。因此,合理选择、培训、评价和管理内审员也是每一个运行质量管理体系并开展内部质量管理体系审核的血站应该关注的工作。

第一节　内审员的作用

一、对质量管理体系的运行起监督作用

质量管理体系的运行需要持续地进行监督,以便及时发现问题、采取措施改进,这种持续监督主要是通过内部审核进行的,而内部审核的实施正是由这支内审员队伍担当的。所以,从某种意义上来说,内审员对质量管理体系的有效运行起着监督员的作用。

二、对质量管理体系的保持和改进起参谋作用

在内部审核时,内审员发现某些不符合项,要求受审核部门及时采取措施,对不符合项进行处置,消除产生不符合的原因。此时,内审员还必须向受审核部门解释为什么这是不符合项,这样受审核部门才能针对不符合项找出原因,采取措施。在受审部门考虑制定纠正措施时,内审员可以提出一些方向性意见供其选择。当受审核部门提出纠正措施时,内审员应决定是否认可,并说明认可或不认可的理由。在纠正措施计划实施时,内审员要主动关心实施进程,必要时给予指导。这一

切都说明内审员在内审工作中,绝不仅仅是一个"裁判员",还应为保持和改进质量管理体系想办法、出主意,成为一个优秀的参谋。

三、在质量管理体系运行过程中,起到领导与员工之间的纽带作用

内审员在内审工作中与各部门的员工有着广泛的交流和接触,他们既可以收集员工对质量管理体系方面的要求和建议,通过内审报告向领导反映,又可以把领导层关于质量管理方面的方针、决策和意图向员工传达、解释和贯彻,起到一种沟通和联络的作用。内审员通过自己"上传下达",生动具体地宣传贯彻质量管理体系要求,可以收到更具说服力和感染力的效果。

四、在第二方、第三方审核中起内外接口的作用

内审员有时被派往供方去做第二方审核,在审核中贯彻本血站对供方的要求,同时了解供方管理体系的实际运行情况。当外部内审员来本血站审核时,内审员常担任联络员、陪同人员等,既能了解对方的审核要求、审核方式和方法,同时也可向对方介绍本血站的实际情况,起到内外接口的作用。

五、在质量管理体系有效实施方面起带头作用

内审员一般在血站的各部门都有自己的本职工作,其内审员的资格是经过一定的专门培训获得的,又经常参加内审活动,他们对血站的质量管理体系的要求有更深刻的了解,更懂得应该如何做好自己的工作。所以内审员应以身作则,认真执行和贯彻质量管理体系的要求,在全体员工中起模范带头作用,成为贯彻实施质量管理体系的骨干。

第二节　内审员的选择与能力要求

一、内审员的来源

内审员可以来自血站内部,也可以来自血站外部。

内审员一般从血站内部各部门从事过专业工作或体系建立与运行的业务骨干中初选,再经过专门的培训、考核和实践锻炼后予以确定。也可以从社会招聘熟悉血站行业特点、具有内审工作经验的人员,或聘请具有国家注册审核员资格的人员。从长远的需要和内部审核的工作特点考虑,血站应注意培养自己的内审员。

二、内审员的能力

（一）内审员应满足的要求

内审员应满足以下两个方面要求。

1. 个人素质　作为一名内审员应具备以下良好的个人素质：

（1）道德高尚：即公正、诚恳、诚实和谦虚谨慎的作风。

（2）心胸开阔：即能够接受不同的意见和建议。

（3）善于交往：善于沟通和与人合作，能够得到与审核相关的各方面人员的接受。

（4）善于观察：即主动了解周围的环境和活动，积极获取有效的审核证据。

（5）洞察力：即敏锐的理解能力和审核追踪能力。

（6）灵活性：即对审核现场的不同情况迅速做出反应和调整的能力。

（7）坚韧：即集中精力关注和实现审核目标。

（8）决断力：即根据合乎逻辑的推理及时得出审核结论。

（9）独立工作：即在能与他人友好合作的同时，又能具有独立完成工作的能力。

2. 能力　通过教育、工作经验、内审员培训、审核经历的综合实践，具有应用专业知识、审核知识的技能的能力。

（二）具有四个方面经历

1. 教育　内审员至少应获得过中专或以上学历。

2. 工作经历　内审员应具备三年以上工作经历和质量审核工作经历，否则难以对质量管理体系的运作有充分的了解，也难以胜任独立的审核工作。

3. 内审员的培训　接受过质量管理技术与质量管理体系标准与审核的培训。审核是一门技能，不经过一定的培训，难以对质量管理体系标准有充分的理解，也难以系统掌握审核的知识和胜任审核工作。

4. 审核的经历　在具有一定经验的内审员带领下从事过审核工作。审核的实践帮助内审员将学习到的审核技能应用到审核实践中，掌握审核的实际技能，积累审核经验。

根据上述的内审员素质与能力要求，血站在选定内审员时，应注意综合考虑，选取具备良好素质、有一定学历教育和工作经历的人员作为预备内审员，再采取请进来（请有经验和资格的人到血站内部开展培训或血站自己选取有关教材进行培训）或走出去（派员到有内审员培训资质的单位去培训的方式开展内审员培训，再经过一定的审核实践锻炼，获得考核评价合格者，可以任命为内审员）的方式。

(三) 内审员应具备的能力

1. 具有一定的组织管理能力。

2. 具有一定的文字表达能力。

3. 具有与各方人员交流的能力。

4. 具有与他人合作的能力。

5. 具有较强的分析判断能力。

6. 具有独立工作的能力。

7. 具有一定的灵活应变能力。

8. 具有善于学习和思考的能力。

(四) 质量管理体系内审员应具备的专业知识与技能

质量管理体系内审员应具备以下几个方面的知识与技能。

1. 与质量有关的方法及技术　通过对质量有关的方法和技术的掌握,内审员会审核质量管理体系,并能得出正确的审核结论。

2. 与质量有关的方法及技术,包括:

(1) 质量术语。

(2) 质量管理原则及应用。

(3) 质量管理工具及其应用。如统计过程的控制、故障模式及影响分析等。

(4) 过程产品及服务的专业技术特性的了解和掌握。

内审员需了解掌握行业的专业过程、产品及服务的专业技术特性,使自己在质量管理体系审核过程中具有专业判断能力。一个血站的内审员,必须对血站的产品生产和服务过程有基本的了解。

3. 与过程产品及服务的专业技术特性有关的知识和技能,包括:

(1) 行业专业术语。

(2) 过程、产品、服务的技术工艺特性。

(3) 行业的专用过程/流程与做法。

第三章 血站质量管理体系审核案例

第一节 质量管理职责

> **案例 1**

【场景】

在质管科,内审员查看管理评审相关材料。

内审员问科长:"你们质量目标是如何统计的?"

科长:"业务科室每月进行统计,献血办及办公室每年统计一次。"

内审员:"查看你们的组织结构图,有四个县的献血点,他们的质量目标统计结果怎样?"

科长:"四县献血点没有自己的科室质量目标,没有进行统计。"

【不合格事实描述】

血站未制定四个县献血点的质量分目标。

【依据】

不符合《血站质量管理规范》2.3 条款:"所有员工对其职责范围内的质量负责,法定代表人为血站质量第一责任人,法定代表人应负责质量体系的建立、实施、监控和改进,包括制定和颁布血站的质量方针,在各相关部门和层级建立质量目标,确保体系所有血液及血液成分制备过程都能符合所需的受控制条件,及资源的合理、有效配置,并对质量体系及其执行效果实施监控、测量、分析和改进"。

【不合格程度】　一般不合格

【原因分析】

因为采供血机构调整，献血点由原来的县级市血站并入中心血站，中心血站对献血点进行整合，将其列入中心血站的质量管理体系。但当时遗漏了献血点质量目标的制定。

【纠正措施】

法定代表人制定献血点的质量分目标、质量目标完成情况的统计公式及监控频率，献血点对质量目标进行统计、分析，每月上报给中心血站质管科。

【纠正措施有效性验证】

1. 见到20××年××月××日，站长批准的《部门质量分目标》，列出四个县献血点的质量分目标×条，质量目标完成情况的统计公式及监控频率。

2. 见到《部门质量分目标》文件发放记录，有××献血点的文件签收记录。

纠正措施有效。

案例2

【场景】

质量管理科，内审员查看20××年6月5日内审不合格项报告（记录编号××），要求纠正措施完成及验证的时间为一个月，不合格项验证关闭时间为8月15日，与文件要求5日内完成原因制定和纠正的要求不符。

【不合格事实描述】

《内部审核程序》（文件编号×××）4.9规定内审发现的不合格项应在5日内关闭。查20××年××月××日内审不合格项报告（记录编号××）报告时间为20××年6月5日，不合格项验证时间为20××年8月15日。

【依据】

不符合《血站质量管理规范》2.4条款："法定代表人应按计划的时间间隔审核质量管理体系，监督质量管理体系改进，确保其适宜性、充分性和有效性"；血站《内部审核程序》（文件编号×××）4.9条款："内审发现的不合格项应在5日内关闭"。

【不合格程度】 一般不合格

【原因分析】

内审不合格项的原因分析、纠正措施和验证的时间通常都超过了5天，文件规定不合理。

【纠正措施】

1. 更改《内部审核程序》,规定内审发现的不合格项应在1个月内关闭。

2. 对中层干部和内审员进行更新后的《内部审核程序》培训。

【纠正措施有效性验证】

1. 见到《内部审核程序》(文件编号×××)文件修改申请单,文件已更新。

2. 见到20××年××月××日中层干部和内审员培训记录,培训主题:更改后的《内部审核程序》(文件编号×××)。

纠正措施有效。

案例3

【场景】

血站的夜间急救送血外包给××出租车公司。内审员要求查看与出租车公司的外包合同、对送血出租车司机的培训记录以及质量管理体系文件中对外包过程的描述。

供血科科长:"与××出租车公司签订的夜间急救送血的外包合同是有的,但送血的司机的培训不是我们做,应该是质管科负责吧,具体不太清楚。"

质管科科长:"夜间急救送血外包是供血科负责的,质管科没有参与。"

【不合格事实描述】

血站夜间急救送血外包给××出租车公司,不能提供对送血出租车司机的培训记录,血站质量管理体系文件也没有对这一外包过程进行描述。

【依据】

不符合《血站质量管理规范》2.1条款:"必须建立和持续改进质量体系,并负责组织实施和严格监控。质量体系应覆盖所开展的采供血和相关服务的所有过程"。

【不合格程度】 一般不合格

【原因分析】

夜间急救送血外包主要考虑及时性,签了外包合同,但对出租车司机没有培训。因急救用血送血次数不多,在血站质量管理体系文件中没有描述。

【纠正措施】

1. 修改《质量手册》附件中采供血过程图,体现夜间急救送血外包过程。

2. 制定《急救血液运送外包管理制度》,并对外包送血的出租车司机进行培训。

【纠正措施有效性验证】

1. 见到更新后的《质量手册》(文件编号×××)附件中采供血过程图,体现了急救用血外包送血过程。

2. 见到20××年××月××日××出租车司机培训记录,培训内容:《急救血液运送外包管理制度》(文件编号×××),培训有效性评价方式为书面考试。

纠正措施有效。

案例4

【场景】

在质量管理科,审核员见到经站长批准的《20××年度质量管理体系审核计划表》,审核类型有内审、动态审核和管理评审,并有审核时间、审核部门的计划安排。内审员提出抽查5月份对血源科和采血科的动态审核记录。质管科长说这个月采血比较忙,没有做动态审核。

【不合格事实描述】

《20××年度质量管理体系审核计划表》安排5月份对血源科和采血科进行动态审核,但不能提供进行了动态审核的证据。

【依据】

不符合《血站质量管理规范》2.4条款:"法定代表人应按计划的时间间隔审核质量管理体系。监督质量管理体系改进,确保其适宜性、充分性和有效性,并记录和保留管理审核的情况和内容"。

【不合格程度】　一般不合格

【原因分析】

年度审核计划是年初策划编制的,5月份采血任务较多,没来得及做。

【纠正措施】

1. 严格执行年度质量管理体系审核计划表上安排的所有任务。

2. 提前一个月通知受审核方,合理安排审核时间。

【纠正措施有效性验证】

一个月后查看内审之后的动态审核活动,都能按照年度质量管理体系审核计划表的安排实施。

纠正措施有效。

第二节　组织与人员

> 案例5

【场景】

内审员在办公室检查人员资质时发现,实验室负责人由中心主任授权,为中心副主任兼任,非专职实验室人员。

【不合格事实描述】

血站实验室负责人由中心副主任兼任,非专职实验室人员。

【依据】

不符合《血站实验室质量管理规范》3.3条款:"实验室负责人应具有高等学校医学或者相关专业大学本科以上学历,高级专业技术职务任职资格,5年以上血液检测实验室的工作经历,接受过血液检测实验室管理培训,具有医学检验专业知识及组织领导能力,能有效地组织和实施血液检测业务工作,对血液检测中有关问题能做出正确判断和处理,并能对血液检测过程、检测结果和检测结论承担全面责任"。

【不合格程度】　　一般不合格

【原因分析】

对《血站实验室质量管理规范》3.3条款理解不正确。

【纠正措施】

更改、授权专职实验室人员为实验室负责人。

【纠正措施有效性验证】

在修改后的血液中心《质量手册》(文件编号×××)中见到实验室负责人授权书,现授权检验科主任×××担任实验室负责人,资质满足《血站实验室质量管理规范》3.3条款的要求。

纠正措施有效。

案例 6

【场景】

内审员查看检验科人员资质,发现检验标本高压消毒人员高××无"特种设备作业人员证"。

【不合格事实描述】

检验科高××从事检测标本的高压灭菌处理,但不能提供压力容器作业证书。

【依据】

不符合《血站质量管理规范》3.7 条款:"员工必须接受拟任岗位职责相关文件的培训和实践技能的培训,并且经过评估表明能够胜任。应有培训记录,记录应包括满足岗位需求的培训计划、评估标准、培训实施记录、培训评估结果和结论,以及未达到培训预期要求时所采取的措施"。

【不合格程度】　一般不合格

【原因分析】

检验科认为操作小型压力容器的人员不需要参加特种设备作业人员培训。

【纠正措施】

安排从事检测标本的高压灭菌处理的两位员工报名参加国家安监局组织的特种设备作业人员培训,并取得操作证书。

【纠正措施有效性验证】

见到高××、王××国家应急管理部门授予的"特种设备作业人员证"编号:×××、×××。

纠正措施有效。

案例 7

【场景】

在办公室,内审员检查培训资料。

内审员:"站内培训的具体流程是怎样的?"

科长:"按照培训计划中确定的培训内容及时间,联系好授课老师,编写培训试卷,然后发布公告,召集员工培训。"并出示了培训资料。

内审员:"如何对培训效果进行验证?"

科长:"现场的培训效果主要依据试卷,试卷上有具体分值,根据扣分情况来定,90分以上为优秀,80分以上为良好,70分以上为及格。"

内审员抽查看《血站质量管理规范》《血站实验室质量管理规范》《血站管理办法》3次试卷。发现收集试卷时未将3次试卷区分,且试卷较多,未逐份打分。

【不合格事实描述】

20××年××月××日站内"一法二规"培训后考试,抽查有××份试卷没有批卷打分。

【依据】

不符合《血站质量管理规范》3.7条款:"应有培训记录,记录应包括满足岗位需求的培训计划、评估标准、培训实施记录、培训评估结果和结论,以及未达到培训预期要求时所采取的措施"。

【不合格程度】 一般不合格

【原因分析】

《血站质量管理规范》《血站实验室质量管理规范》《血站管理办法》3份试卷在收集时未进行分类存放,且试卷较多,未逐份打分。

【纠正措施】

将《血站质量管理规范》《血站实验室质量管理规范》《血站管理办法》3次试卷分类,未打分的试卷补批、打分。

【纠正措施有效性验证】

查20××年××月××日站内培训的《血站质量管理规范》《血站实验室质量管理规范》《血站管理办法》的试卷已全部分类、批卷、打分。

纠正措施有效。

案例8

【场景】

内审员在人事科查看员工的签名留存记录,对照在岗人员名单,发现有一新进工作人员没有签名。

工作人员:"今年进了两批人员,这名员工是后进的,所以漏了。在更新员工留存签名的时候肯定就有了。"

内审员:"新进员工签名留存一般什么时候签?多长时间更新一次。"

工作人员:"上岗就签,三年更新一次。"

【不合格事实描述】

工号××的新进员工已上岗,人事科没有及时留存该员工的签名。

【依据】

不符合《血站质量管理规范》3.8 条款:"员工必须结合工作实践接受相关签名的工作程序以及法律责任的培训,并且经过评估表明合格,才能允许在工作文件或记录上签名。必须登记和保存员工的签名,并定期按规定更新以及将先前的记录存档"。

【不合格程度】　一般不合格

【原因分析】

新员工入职进行了签名法律责任的培训,但人事科工作人员忘记留存该员工的签名。

【纠正措施】

1. 立即请工号××的新进员工留存签名。

2. 人事科严格执行上岗前签名留存的规定。

【纠正措施有效性验证】

1. 见到工号××的新进员工留存签名。

2. 见到人事科培训记录,内容为员工签名留存的意义和程序。

纠正措施有效。

◎ 案例 9

【场景】

内审员在检查办公室年度培训计划时,发现当年培训计划与实施计划不一致,且做相应更改说明。

【不合格事实描述】

培训计划第×项,计划培训时间为××××,实际培训时间为××××,未做相应更改说明。

【依据】

不符合《血站质量管理规范》3.6 条款:"必须按实际情况制定继续教育和培训计划,保证员工得到持续有效的教育和培训。培训者的培训能力和培训评估者的评估能力应经过评估,表明能够胜任后,才能授予承担培训和评估的职责"。

【不合格程度】　一般不合格

【原因分析】

制定年度培训计划是根据年度的工作需要提前做的一个初步计划。在实施过程中，因工作安排冲突，对原计划的培训时间进行调整，导致培训计划和附后的培训记录内容不完全一致。

【纠正措施】

在《年度培训计划》（记录编号××）表单中增加一栏"实施情况"，注明这项培训计划的实际完成情况，如计划有变更，也在其中进行说明。

【纠正措施有效性验证】

见到《年度培训计划》（记录编号××）文件更改记录，增加了"实施情况"一栏。

纠正措施有效。

案例 10

【场景】

内审员查见某科室培训记录，其中考核方式为"提问或座谈"，但现场未见相关记录。

内审员："你们培训考核如何进行提问或者座谈的？"

科室负责人："培训的时候，就本次培训的要点直接当场点名提问。"

内审员："有相应的记录吗？"

科室负责人："这个还真没记录。"

内审员："考核也是培训实施中一部分，应有记录，考核方式建议可以形式多样化。"

【不合格事实描述】

20××年度某科室培训考核无相关记录。

【依据】

不符合《血站质量管理规范》3.7条款："应有培训记录，记录应包括满足岗位需求的培训计划、评估标准、培训实施记录、培训评估结果和结论，以及未达到培训预期要求时采取的措施"。

【不合格程度】　一般不合格

【原因分析】

科室培训流于形式，考核以提问和座谈形式进行，且没有记录，考核方式单一。

【整改措施】

1. ××科室重新完善本年度未完成的培训计划。

2. 提问和座谈应有记录。

【纠正措施有效性验证】

1. 查××科室修改后本年度培训计划,考核方式有考试、实践、提问和座谈(附复印件)。

2. 查该科室本月培训记录,考核方式为考试,查见考卷(附培训记录和一份试卷复印件)。

纠正措施有效。

第三节　质量体系文件

> **案例 11**

【场景】

在质管科审核文件管理。

内审员:"中心文件改版为 2019 版,请提供一下相应的文件更改记录。"

科长:"2016 年 3 月根据《血站技术操作规程(2015 版)》进行了中心内质量管理体系文件的改版,此次质量管理体系文件包括质量手册、程序文件、操作规程、记录表单等均进行统一改版,质管科以通知形式提出申请和要求,未详细填写《文件更改申请》,但文件发放、回收、销毁记录完整。"

【不合格事实描述】

2016 年 3 月质量管理体系文件改版,但不能提供所有更改文件的《文件更改申请》。

【依据】

不符合《血站质量管理规范》4.2 条款:"建立和实施形成文件及文件管理的程序,对文件的编写、审批、发布、发放、使用、更改、回收、保存归档和销毁等进行严格管理,并保留有关控制记录"。

【不合格程度】　一般不合格

【原因分析】

《血站技术操作规程(2015 版)》发布后,中心对质量管理体系文件进行了改版,涉及质量手册、程序文件、操作规程、记录表单。文件改版采用了质量通知的形式,未按中心《文件管理程序》填写《文件更改申请》。

【纠正措施】

1. 文件管理人员学习《血站质量管理规范》质量体系文件部分的内容,以及中心《文件管理程序》。

2. 根据文件管理要求,各部门对更改的文件补充填写《文件更改申请单》,统一整改。

【纠正措施有效性验证】

1. 见到 2016 年××月××日质管科培训记录,培训内容:血站文件《文件管理程序》。

2. 见到各部门质量管理体系文件的《文件更改申请单》。

纠正措施有效。

案例 12

【场景】

内审员在办公室审核20××年员工签名记录,发现已经作废的质量记录表单仍在使用。

【不合格事实描述】

办公室使用的《员工签名记录》(记录编号××)版本号:××—××—0,现行版本为××—××—1。

【依据】

不符合《血站质量管理规范》4.2 条款:"建立和实施形成文件及文件管理的程序,对文件的编写、审批、发布、发放、使用、更改、回收、保存归档和销毁等进行严格管理,并保留有关控制记录。所使用的文件应为经过批准的现行版本。文件应定期进行评审,列明文件修订状态清单,文件发放清单。作废文件的正本应加标记归档,并安全保存,副本全部销毁,作废的文件不得在工作现场出现"。

【不合格程度】 一般不合格

【原因分析】

工作人员疏忽,员工签名记录未使用现行版本的表单。

【纠正措施】

1. 质量记录采用网络电子表单管理。

2. 20××年××月××日对员工进行培训,内容:质量记录采用网络电子表单,使用表单到网络指定位置下载。

【纠正措施有效性验证】

1. 见到指定网络地址上的质量记录表单。

2. 询问五位员工质量记录表单的打印方法,回答正确。

纠正措施有效。

案例13

【场景】

在某分站质量管理科,内审员发现《手指培养操作规程》(文件编号×××),版本号:2009/0版。描述的检测方法为中和剂稀释法,而实际工作中为手指直接按琼脂培养皿法。实际操作与文件描述不符。内审员查受控文件目录,该文件版本号为2012/0版,查市中心血站《手指培养操作规程》(文件编号×××),版本号:2012/0版,描述的检测方法为手指直接按琼脂培养皿法,实际操作与文件描述相符。

【不合格事实描述】

《手指培养操作规程》(文件编号×××)的现行有效版本为2012/0版,而分站质量管理科现场的该文件是2009/0版。

【依据】

不符合《血站质量管理规范》4.2条款:"建立和实施形成文件及文件管理的程序,对文件的编写、审批、发布、发放、使用、更改、回收、保存归档和销毁等进行严格管理,并保留有关控制记录。所使用的文件应为经过批准的现行版本。文件应定期进行评审,列明文件修订状态清单及文件发放清单。作废文件的正本应加标记归档,并安全保存,副本全部销毁,作废的文件不得在工作现场出现"。

【不合格程度】　　一般不合格

【原因分析】

文件换版时作废文件未全部收回,文件使用人员在使用过程中也未对版本进行核对。

【纠正措施】

1. 收回分站发放编号为×××的《手指培养操作规程》(文件编号×××)2009/0版,发放2012/0版。

2. 通过站务例会通知各科室,通过短信通知分站负责人将文件与受控文件清单核对,如有不一致,请联系中心血站质量管理科。

3. 销毁已经收回的《手指培养操作规程》(文件编号×××)2009/0版文件。

4. 在站务例会和分支机构会议中要求：① 文件管理部门按《文件管理程序》做好文件发放、作废文件回收时的核对工作。② 文件使用部门按《文件管理程序》做好本部门质量体系文件的规范使用和管理。

【纠正措施有效性验证】

1. 查见《文件发放登记表》，见到《手指培养操作规程》（文件编号×××），版本号 2012/0，见领用人签名，领用日期：20××年××月××日。

2. 查见《文件、质量记录回收、销毁单》，见到《手指培养操作规程》（文件编号×××），版本号：2009/0 回收记录。见到文件销毁人员签名，销毁日期 20××年××月××日。

3. 查见短信群发分站负责人记录，内容："请查看文件目录与实际文件、版本是否一致，如有，请联系质量管理科。"

4. 查见 20××年××月××日站务例会记录，有"请检查文件、核对日期和批号，如有问题，请联系质量管理科，使用部门加强文件管理"相关内容。

5. 查见分支机构第四季度质量分析会，有使用部门加强文件管理相关内容。

纠正措施有效。

案例 14

【场景】

在献血点，内审员看到献血车上没有纸质的体系文件。

内审员："你们工作现场有工作所需要的体系文件吗？"

工作人员："有啊，我们的体系文件在我们的办公软件 OA 系统里。"

内审员要求工作人员打开 OA 系统，工作人员操作后，答称网速慢，目前没法打开。

【不合格事实描述】

血站质量管理体系电子文件存放在 OA 系统里，××献血点打不开 OA 系统。

【依据】

不符合《血站质量管理规范》4.3 条款："在文件正式实施前，应对相关的员工进行培训，评价胜任程度及保存有关记录。保证员工能够在工作空间范围容易获得与其岗位相关的文件并正确使用文件"。

【不合格程度】 一般不合格

【原因分析】

献血点有时由于网络原因打不开质量管理体系电子文件。

【纠正措施】

全站各个献血点和工作场所,在提供电子文件的基础上,再提供纸质文件。

【纠正措施有效性验证】

1. 见到纸质文件的文件发放记录。纸质文件发放时间为 20××年××月××日。

2. 抽查 2 个献血点工作现场,均有现行有效的纸质文件。

纠正措施有效。

◉ 案例 15

【场景】

内审员在××献血点发现工作现场《采血标准操作细则》(文件编号×××)是 B 版,而该文件的现行有效版本是 C 版。

【不合格事实描述】

××献血点工作现场《采血标准操作细则》(文件编号×××)为 B 版,该文件的现行有效版本是 C 版。

【依据】

不符合《血站质量管理规范》4.2 条款:"建立和实施形成文件及文件管理的程序,对文件的编写、审批、发布、发放、使用、更改、回收、保存归档和销毁等进行严格管理,并保留有关控制记录。所使用的文件应为经过批准的现行版本。文件应定期进行评审,列明文件修订状态清单,文件发放清单。作废文件的正本应加标记归档,并安全保存,副本全部销毁,作废的文件不得在工作现场出现"。

【不合格程度】　一般不合格

【原因分析】

《采血标准操作细则》(文件编号×××)更改后未将新版本发放到该献血点,作废文件也没有回收,现场出现作废文件。

【纠正措施】

1. 将 C 版的《采血标准操作细则》(文件编号×××)发放至××献血点,回收 B 版相应文件。

2. 开展质量管理体系文件专项检查,对各科室(特别是献血点)的文件进行检查。

【纠正措施有效性验证】

1. 见到××献血点《采血标准操作细则》(文件编号×××)C 版文件发放,

B 版文件回收、更改、销毁等记录,记录完整。

2. 抽查另外 2 个献血点及 2 个科室,现场文件均为 C 版。

纠正措施有效。

> **案例 16**

【场景】

内审员在阅览《文件控制程序》(文件编号×××)时发现条款 5.3.3 规定 "书写格式:1. 目的,2. 适用范围,3. 职责,4. 相关文件,5. 作业流程,6. 相关 表单。"而《文件控制程序》本身书写格式为:"3. 相关文件,4. 职责"。

内审员:"《文件控制程序》的书写格式顺序与《文件控制程序》的规定不 一致。"

现场工作人员认真阅览后:"是,以前没发现,书写格式的次序确实与规定 不一样。"

【不合格事实描述】

《文件控制程序》(文件编号×××) 5.3.3 规定文件的书写格式:"1. 目的, 2. 适用范围,3. 职责,4. 相关文件,5. 作业流程,6. 相关表单",现行版的《文件控 制程序》(文件编号×××)的书写格与文件规定不一致。

【依据】

不符合血站《文件控制程序》(文件编号×××)5.3.3 条款的规定。

【不合格程度】　　一般不合格

【原因分析】

程序文件修改只关注其内容,忽视对其自身格式的认真审核。

【纠正措施】

1. 对质量管理人员进行《文件控制程序》培训。

2. 审阅所有文件格式,对文件格式顺序与《文件控制程序》规定不一致的,进 行修改。

【纠正措施有效性验证】

1. 查见 20××年××月××日质量管理科培训记录,培训内容:《文件控制程 序》(文件编号×××)。

2. 查见质管科有××份文件修改申请单,注明修改内容为:"格式修改"。

纠正措施有效。

第四节　建筑、设施与环境

> ## 案例 17

> **【场景】**
>
> 　　在××献血点，内审员查看献血场所消防相关器材、装备。
>
> 　　内审员："你们灭火器放在哪里？"
>
> 　　科长："放在柜子里。"
>
> 　　内审员："为什么没有消防标识？灭火器放在柜子里怎么固定？"
>
> 　　科长："消防标识刚刚掉了，还未粘贴。灭火器本来是放在专用放置架上的，刚坏不久，还未修好，灭火器暂时放在柜子里，一定尽快整改到位。"

【不合格事实描述】

　　××献血点，灭火器无消防安全标识，灭火器放置架已损坏，灭火器暂时存放在柜子中。

【依据】

　　不符合《血站质量管理规范》5.4 条款："消防、污水处理、医疗废物处理等设施符合国家的有关规定"。

【不合格程度】　　一般不合格

【原因分析】

　　××献血点员工以及消防设施管理科室没有定期对献血场所的消防设施进行检查，维修不及时。

【纠正措施】

　　1. 消防设施管理科室修复××献血点灭火器放置架，对全站的灭火器进行检查，检查消防安全标识的完整性。

　　2. 消防设施管理科室建立《消防设施管理制度》，各科室工作人员每天对灭火器材进行例行检查，消防设施管理人员每月进行巡查。

【纠正措施有效性验证】

　　1. 见到新建文件《消防设施管理制度》（文件编号×××）。

　　2. 现场察看××献血点，灭火器放置架已更新，灭火器合格标识完整。

　　3. 消防设施管理人员每月一次对消防器材进行检查，记录完整。

纠正措施有效。

案例 18

【场景】

内审员在对成分科进行质量检查时发现,成分制备室有 2 支灭火器,检定日期为 20××年××月××日(有效期 2 年),但其中 1 支灭火器压力指针在红色区域,查阅相关文件未明确消防设备巡查的要求。

【不合格事实描述】

成分制备室 2 支灭火器中,有 1 支灭火器压力指针在红色区域。

【依据】

不符合《血站质量管理规范》5.4 条款:"消防、污水处理、医疗废物处理等设施符合国家的有关规定"。

【不合格程度】 一般不合格

【原因分析】

消除安全管理部门和使用部门未对消防设施进行定期巡查。

【纠正措施】

1. 将不符合要求的灭火器从工作场所撤离,并申请更换合格的灭火器。

2. 完善相关文件,明确消防设施巡检要求。

【纠正措施有效性验证】

1. 查看现场灭火器已更换,且符合要求。

2. 见到新建《建筑、设施和环境控制程序》(文件编号×××),明确总务科每月对消防设施进行检查,检查内容包括检定周期是否有效、压力是否正常等。

纠正措施有效。

案例 19

【场景】

内审员在供血科检查时发现,库存现场没有明显的不合格血液隔离存放区。

【不合格事实描述】

成品库没有不合格血液隔离存放区。

【依据】

不符合《血站质量管理规范》5.2.3 条款："血液存放区,应分别设置待检测血液隔离存放区、合格血液存放区和报废血液隔离存放区"。

【不合格程度】　一般不合格

【原因分析】

对于临床反馈的血液质量异常及其他情况导致的不合格报废血液存放区没做标识。

【纠正措施】

在成品库设立一个单独的不合格血液存放冰箱。

【纠正措施有效性验证】

1. 见到成品库不合格血液存放的冰箱(设备编号×××),冰箱上贴有"不合格血液存放区"标识。

2. 询问成品库工作人员,知道医院退血的血液应放到不合格血液存放冰箱。

纠正措施有效。

第五节　设　备

案例 20

【场景】

在××献血车上,内审员发现储血冰箱(设备编号×××)后壁结有厚厚的一层冰霜。

内审员:"储血冰箱多久除霜一次?"

科长:"我们会定时安排人员统一对各献血点储血冰箱进行除霜和相关维护管理。这台冰箱工作年限较长,零部件老化,以至后壁出现冰霜。"

【不合格事实描述】

××献血车储血冰箱(设备编号×××)后壁有冰霜。

【依据】

不符合《血站质量管理规范》6.2 条款："必须建立和实施设备的确认、维护、校准和持续监控等管理制度,以保证设备符合预期使用要求。计量器具应符合检定要求,有明显的定期检定合格标识"。

【不合格程度】 一般不合格

【原因分析】

××献血车上的储血冰箱使用年份比较长,储血冰箱后壁出现冰霜后没有及时除霜。

【纠正措施】

1. 拟更换新的储血专用冰箱。

2. 定期对冰箱进行维护,包括除霜。

【纠正措施的验证】

1. 见到××献血车上的储血冰箱已更新,新冰箱设备编号×××。

2. 见到《储血冰箱维护保养计划》(记录编号××),包含献血车的储血冰箱维护保养要求。

纠正措施有效。

案例 21

【场景】

内审员在质管科查看韦氏比重计(设备编号×××)、全自动生化分析仪(设备编号×××)。

内审员:"这2台仪器你们如何校准?"

科长:"我们设备科按照校验周期联系市计量局进行校准。"

内审员:"那你们校准后需要粘贴检定标识吗?"

科长:"应由设备管理人员粘贴,可能脱落了。"

内审员:"可否提供下这几台设备的检定证书?"

科长:"我联系下设备科。"

最终由设备科工作人员提供了韦氏比重计、全自动生化分析仪的检定证书。

【不合格事实描述】

质管科质控实验室韦氏比重计(设备编号×××)、全自动生化分析仪(设备编号×××)未见检定合格标识。

【依据】

不符合《血站质量管理规范》6.2条款:"必须建立和实施设备的确认、维护、校准和持续监控等管理制度,以保证设备符合预期使用要求。计量器具应符合检定要求,有明显的定期检定合格标识"。

【不合格程度】 一般不合格

【原因分析】

韦氏比重计、全自动生化分析仪由市计量局检定后,设备科忘记贴检定合格标识。质控实验室工作人员使用时也没有检查检定合格标识。

【纠正措施】

1. 设备科立即给检定合格的韦氏比重计、全自动生化分析仪贴上检定合格标识。

2. 设备科检查全站需检定或校准的计量器具有无合格标识。使用部门在使用前要检查计量器具的检定或校准的有效期。

【纠正措施有效性验证】

1. 韦氏比重计(设备编号×××)、全自动生化分析仪(设备编号×××)已贴上检定合格标识。

2. 见到《计量管理制度》(文件编号×××)文件修改申请,规定设备科负责粘贴计量器具合格标识。使用部门在使用前要检查计量器具的检定或校准的有效期。

3. 见到设备科20××年××月××日进行了全站的计量器具专项检查记录,计量器具全部有检定或校准合格标识。

纠正措施有效。

案例 22

【场景】

20××年10月10日在体采科现场,内审员见到温湿度计(设备编号×××)计量合格证有效期为20××年8月31日。

【不合格事实描述】

20××年10月10日体采科现场使用的温湿度计(设备编号×××),计量合格证有效期为20××年8月31日。

【依据】

不符合《血站质量管理规范》6.2条款:"必须建立和实施设备的确认、维护、校准和持续监控等管理制度,以保证设备符合预期使用要求。计量器具应符合检定要求,有明显的定期检定合格标识"。

【不合格程度】 一般不合格

【原因分析】

计量人员疏忽,对温湿度计(设备编号×××)未按期送检,现场使用人员未检查温湿度计有效期。

【纠正措施】

1. 将该温湿度计外送检定。

2. 巡查《计量器具清单》上所有计量器具的检定、校准日期。

【纠正措施有效性验证】

1. 见到温湿度计(设备编号×××)检定报告,报告文件编号为×××号,结论:合格。体采科现场见到温湿度计(设备编号×××)上计量合格证有效期为××××年××月××日。

2. 设备科清查在用的所有计量器具记录显示,未发现未检定、未校准和计量合格证过期的现象。

纠正措施有效。

案例 23

【场景】

20××年11月23日在成分制备科,内审员发现编号为×××的紫外线灯管粘贴的合格标识显示:检测日期20××年2月19日,有效期至20××年8月19日。

内审员:"这紫外线灯管检测过期了吗?"

工作人员:"记得质量管理科来检测过,应该是合格的。"

内审员在质量管理科查见《紫外线灯抽样检测报告》(记录编号××),受检部门:成分制备科,灯管号×××,结论:合格,检测日期:20××年8月19日。

【不合格事实描述】

20××年11月23日查见成分制备室紫外线灯管(编号×××)检测标识有效期至20××年8月19日。

【依据】

不符合《血站质量管理规范》6.2条款:"必须建立和实施设备的确认、维护、校准和持续监控等管理制度,以保证设备符合预期使用要求。计量器具应符合检定要求,有明显的定期检定合格标识"。

【不合格程度】 一般不合格

【原因分析】

紫外线灯管检测合格,但检测标识未按血站文件要求及时粘贴。紫外线灯管安装比较高,紫外线灯的开启使用定时器,使用科室没有对紫外线灯管检测有效期进行查看。

【纠正措施】

1. 成分制备室检查、粘贴紫外线灯管"合格标识"。

2. 各科自查所使用的紫外线灯管检测标识是否在有效期内,如有过期,联系质量管理科。

3. 成分制备科室培训学习《设备管理制度》(文件编号×××),要求科室人员在擦拭紫外线灯管时检查紫外线灯管检测有效期。

【纠正措施有效性验证】

1. 查见20××年××月××日成分制备科科室培训记录、培训内容《设备管理制度》(文件编号×××)。

2. 检查成分离心室×××号紫外线灯管,粘贴了"合格标识",标明检测日期和有效期。

3. 抽查站内采血室、医疗废物暂存地两处紫外线灯管,合格标识、有效期均符合要求。

纠正措施有效。

❯ 案例24

【场景】

内审员在质管科查看一台德国进口的全自动生化分析仪。

内审员:"这台仪器你们如何校准?"

科长:"本地计量所说他们也不会校准。我们每年参加卫生部临床检验中心的室间质评,他们提供标准物,我们进行测试,然后把我们的结果与靶值比较,反馈的结果都很好。这算不算校准呢?"并出示了今年3月比对结果和结论。

内审员:"你们血站有几台这样的仪器?"

科长:"检验科还有一台。"

内审员:"他们也参加室间质控吗?"

科长:"他们没有参加。"

内审员:"那么你们同他们进行过比对吗?"

科长:"正式的比对试验没做过。"

【不合格事实描述】

检验科全自动生化分析仪(设备编号×××)不能提供校准记录。

【依据】

不符合《血站实验室质量管理规范》6.3条款:"大型和关键仪器、设备均应以唯一性标签标记,明确维护和校准周期,档案有专人管理,有使用、维护和校准记录。有故障或者停用的设备应有明显的标示,以防止误用"。

【不合格程度】　严重不合格

【原因分析】

本地计量所没有对全自动生化分析仪检定的能力,也没有要求厂家提供校准服务,没有对全自动生化分析进行校准。

【纠正措施】

1. 质管科有同样型号的全自动生化分析仪参加原卫生部临床检验中心的室间质评,拟与质管科的全自动生化分析仪进行比对。

2. 共同编制××型号全自动生化分析仪比对规程,按照规程进行仪器比对。

【纠正措施有效性验证】

1. 见到检验科编制的《××型号全自动生化分析仪比对规程》(文件编号×××),实施日期:20××年××月××日。

2. 20××年××月××日对全自动生化分析仪(设备编号×××)和质管科同型号的全自动生化分析仪进行了比对,见到比对记录。质管科和检验科长认可比对结果,可以继续使用。

纠正措施有效。

案例25

【场景】

内审员在设备管理部门审核时,查看血凝仪(设备编号×××)设备档案时,发现该设备已使用三年,但未见每年的校准记录。

内审员:"你们这台设备有校准记录吗?"

科长:"这台设备到底需不需要校准我们也不清楚,第一年请当地计量部门校准时,他们说也不会,后来咨询设备生产厂家,厂家说可以校准,但费用比较贵。不校准也不会影响正常使用,后来这事就不了了之了。"

【不合格事实描述】

查看血凝仪(设备编号×××)设备档案,已投入使用三年,但不能提供每年的检定或校准记录。

【依据】

不符合《血站质量管理规范》6.2条款："必须建立和实施设备的确认、维护、校准和持续监控等管理制度,以保证设备符合预期使用要求。计量器具应符合检定要求,有明显的定期检定合格标识"。

【不合格程度】　　一般不合格

【原因分析】

当地计量部门没有能力对血凝仪进行检定,生产厂家校准费用比较贵,就没有做校准。

【纠正措施】

1. 立即联系生产厂家来对血凝仪进行校准。

2. 将血凝仪列入计量设备清单,确定下次检测时间。

3. 设备科整理所有大型关键设备档案,如有类似现象的一并进行校准。

【纠正措施有效性验证】

1. ××公司在20××年××月××日对血凝仪(设备编号×××)进行了校准,见到编号××的校准报告。

2. 见到20××年××月××日更新的计量设备清单,设备编号×××血凝仪在列,下次检定时间为20××年××月××日。

纠正措施有效。

▶ 案例 26

【场景】

内审员在某分站成分制备科,发现现场成分离心机(设备编号×××)无状态标识。

内审员:"你们现场的离心机都好用吗?"

科长:"都好用。"

内审员:"那成分离心机设备状态标识有吗?"

科长:"正常状态,设备卡中就有吧?"

现场查看设备卡,无设备状态说明。

内审员:"如果离心机坏了怎么办?"

科长:"坏了就报修。"

内审员:"那你有故障或停用标识吗?"

科长:"总务科应该有,需要时去拿。"

【不合格事实描述】

成分制备科编号×××的离心机无状态标识。

【依据】

不符合《血站技术操作规程（2019 版）》3.4.2 条款："应建立和实施设备的确认、维护、校准和持续监控等管理制度,实施唯一性标识及使用状态标识,以确保设备符合预期使用要求"。

【不合格程度】　一般不合格

【原因分析】

认为原设备卡中包含设备运行状态,所以未单独标识。

【纠正措施】

1. 离心机贴上状态标识。

2. 检查其他设备,确保状态标识与运行状况一致。

【纠正措施有效性验证】

1. 现场查看编号×××离心机,粘贴了"正常运行"磁性设备状态卡。

2. 抽查成分制备科其余 2 台离心机编号×××、×××,均粘贴有"正常运行"的设备状态卡,科室备"故障维修"标识。

3. 查看 6 台血库冰箱,均见"正常运行"设备状态卡。

纠正措施有效。

第六节　物　料

案例 27

【场景】

内审员在体采科现场查看《关键物料盘点记录》（记录编号××）,发现只记录关键物料每天或每月使用数量,未登记批号。献血现场一次性采血护理包 2 个批号混用。

【不合格事实描述】

体采科《关键物料盘点记录》（记录编号××）未登记关键物料的批号,一次性采血护理包 2 个批号混用。

【依据】

不符合《血站质量管理规范》7.6 条款："物料应按规定的使用期限存放,遵循先进先出的原则,保证在物料的有效期内使用"。

【不合格程度】 一般不合格

【原因分析】

体采科对关键物料盘点和使用未关注批号和有效期。

【纠正措施】

1. 体采科更改《关键物料盘点记录》表单,在表单上增加物料批号和有效期,确保先进先出,并在有效期内使用。

2. 清查目前正在使用的物料。

【纠正措施有效性验证】

1. 见到《关键物料盘点记录》(记录编号××)表格更改记录。

2. 现场查看目前使用的物料均在有效期内。

纠正措施有效。

⊙ 案例 28

【场景】

在献血车现场,内审员看到堆放着几箱牛奶,最外面的一箱生产日期靠近审核日期。内审员问工作人员:"你们平时如何申领牛奶?"

工作人员:"我们向单位提申请,由专人统一配送到献血车上,我们就放在原来放牛奶的地方。"

内审员问:"放牛奶之前,你们整理先前没用完的牛奶吗?"

工作人员说:"配送过来的时候,我们都在忙着照顾献血者,一般没时间整理。"

内审员将牛奶逐箱搬开后,发现最里面的一箱已接近失效期。

【不合格事实描述】

×××献血车上,库存牛奶的生产日期早于正在发放的牛奶生产日期。

【依据】

不符合《血站质量管理规范》7.6 条款:"物料应按规定的使用期限存放,遵循先进先出的原则,保证在物料的有效期内使用。未规定使用期限的,其储存期限及有效期自设为入库之日起,一般为一年,最多不超过三年,并贴上标识"。

【不合格程度】 一般不合格

【原因分析】

采血现场比较忙,采血结束后没有及时整理牛奶、饼干等食物,出现了牛奶没有先进先出的情况。

【纠正措施】

每天采血结束后,现场整理耗材的同时检查食品批号,距使用期限近的食品最先使用。

【纠正措施有效性验证】

20××年××月××日,对×××献血车的牛奶、饼干、血袋、真空采血管进行了检查,符合先进先出的使用原则。

纠正措施有效。

▶ 案例 29

【场景】

在物料采购部门,内审员查看关键物料合格供方评审记录,对关键物料的合格供方每年进行一次评审,采购部门、使用部门、质量管理部门负责人签名,最终评审合格。但从哪些方面进行评审及评判标准未建立,合格供方评定缺乏依据。

内审员:"这些负责人判定合格的依据是什么?"

科长:"好不好用,使用部门知道;有没有质量问题,质管部门知道;厂家售后好不好,采购部门知道,不用再制定标准了吧? 就是制定,也是这些人制定,没必要吧?"

【不合格事实描述】

不能提供关键物料供方评审的评判标准。

【依据】

不符合《血站质量管理规范》7.2 条款:"购进关键物料的生产商和供应商具有国家法律、法规所规定的相应资质,每年应对其进行一次评审,从具有合法资质的供应商购进物料"。

【不合格程度】 一般不合格

【原因分析】

目前关键物料评审由采购部门、使用部门和质管部门负责人主观评价,没有定评判标准。

【纠正措施】

修订《物料管理制度》,增加对供方评审的判定标准,每年对照判定标准对合格供方进行评审。

【纠正措施有效性验证】

1. 见到《物料管理制度》(文件编号×××)文件更改记录,增加了供方评审判定标准内容。

2. 见到对更改后的《物料管理制度》(文件编号×××)的培训记录,参加部门:分管站长、业务部门、质管部门和采购部门。

纠正措施有效。

▶ 案例30

【场景】

在总务科试剂储存间,内审员发现一台试剂冰箱中有80盒××厂家的抗-HCV试剂,无任何状态标识。

内审员:"这些试剂是正常使用的吗?"

管理员:"这些试剂是刚进的货,还没有做使用前质量抽检,因为没有专门的待检冰箱,只能放在正常使用的合格冰箱中,把质量抽检合格的剩余试剂放在冰箱的最上层,这样的做法科室人员都知道的"。

【不合格事实描述】

总务科检验试剂储存间,××号冰箱中有2个批号××厂家的抗-HCV试剂,其中批号×××的80盒是新进的,还未进行使用前质量抽检,也没有状态标识。

【依据】

不符合《血站质量管理规范》7.4条款:"对合格、待检、不合格物料应严格管理,分区存放。对库存区同类关键物料,有明显和易于识别状态类别的标识"。

【不合格程度】　　一般不合格

【原因分析】

总务科检测试剂目前没有专门设立待检区域,但规定应放置明显的状态标识与正常使用试剂区分,管理员疏忽大意,未放置待检标识。

【纠正措施】

在试剂贮存冰箱的每一层都设置状态标识。

【纠正措施有效性验证】

总务科试剂贮存间现场,见到冰箱内有试剂贮存的每一层都设置了状态标识。

纠正措施有效。

案例 31

【场景】

内审员在总务科库房检查时发现,20××年5月进货的血液标签(批号×××)未提供质量抽检报告。询问工作人员,工作人员回答没有要求抽检。

【不合格事实描述】

总务科库房中发现正在使用的血液标签(批号为×××)不能提供质量抽检报告。

【依据】

不符合《血站质量管理规范》7.1条款:"应制定管理制度,明确关键物料清单,对采供血物料的购入、验收、储存、发放、使用等进行规范的管理"。

【不合格程度】 一般不合格

【原因分析】

没有认真掌握《血站质量管理规范》7.1及《血站技术操作规程(2019)》6.3.6血袋标签质量检查要求。采购部门未将血液标签列入关键物料抽检目录。

【纠正措施】

1. 对总务科库房管理人员进行《血站质量管理规范》《血站技术操作规程(2019)》物料管理相关内容培训。

2. 将血液标签列入关键物料清单,制定《血液标签抽检规程》。

【纠正措施有效性验证】

1. 见到20××年××月××日总务科库房培训记录,培训内容:《血站质量管理规范》《血站技术操作规程(2019)》物料管理的相关内容。

2. 见到新建文件《血液标签抽检规程》(文件编号×××),每批新进标签由库房向质管科送检。

3. 质管科对批号为×××的血液标签进行了抽检,发布了抽检报告(记录编号××)

纠正措施有效。

案例 32

【场景】

在总务科库房,内审员抽查试剂发放相关资料。

内审员:"新购入试剂是直接入库发放吗?"

科长:"新购入的试剂需按照血站确认程序,确认后发放;已经在用的厂家新批号试剂,由质控抽检合格后放行。"

内审员随机抽查×××批号试剂,要求其提供相关资料。

科长回答:"这批检测试剂属于在用新批号试剂,质控已经抽检了,但由于实验室急着要,未收到质控报告就直接发放了,反正这个厂家的试剂质量一直蛮稳定的。"

【不合格事实描述】

仓库××检测试剂(批号×××)已发给检验科使用,但不能提供质量抽检、审核批准的记录。

【依据】

不符合《血站技术操作规程(2019 版)》4.4.6.2 条款:"应建立和保存试剂采购验收、质量抽检和审核批准的记录"。

【不合格程度】　　一般不合格

【原因分析】

××试剂(批号×××)到货后,质控已抽检但还没发质检报告,检验科急着用,就发放了。

【纠正措施】

1. 对仓库管理人员进行再次培训。

2. 评估试剂的合理库存量。

【纠正措施有效性验证】

1. 见到 20××年××月××日仓库培训记录,培训内容:《血站技术操作规程(2015 版)》物料管理相关内容,并要求仓库必须拿到质控部门的质检报告后才可以出库。

2. 见到检测试剂合理库存量评估报告。

纠正措施有效。

▶ 案例 33

【场景】

20××年××月××日,内审员在成分制备科检查。

内审员:"洗涤红细胞耗材为什么和未检测的标本、待检血液放在一个冰箱内?"

工作人员:"洗涤红细胞耗材要求 4℃预温,因单位冷藏冰箱还没到位,所以洗涤红细胞耗材和未检测的标本、待检血暂时放在一起了。"

【不合格事实描述】

在成分制备科,洗涤红细胞耗材放置在待检库冷藏冰箱的下层,上层有未检测的留样标本和待检血液。

【依据】

不符合《血站质量管理规范》8.7 条款:"采取有效措施对献血者和员工进行防护。避免采血、检验、制备、储存、包装和运输过程中血液、血液标本、环境受到污染"。

【不合格程度】 一般不合格

【原因分析】

工作人员未充分认识到洗涤红细胞耗材与待检血液、待检标本混放在一个冷藏冰箱,洗涤红细胞耗材存在被污染的风险。

【纠正措施】

申请一台专门储存耗材的冷藏冰箱。在冰箱没到之前,在原冰箱内放一洁净塑料盒,做好标识,用于暂时存放洗涤红细胞耗材。

【纠正措施有效性验证】

2周后在成分制备科见到新购进的冷藏冰箱,用于存放洗涤红细胞耗材。标本冷藏冰箱、待检血液储存冰箱分类标识,分类储存,温度监测统一纳入血站温度监控系统。

纠正措施有效。

⊙ 案例 34

【场景】

在献血服务科,内审员查看献血证的管理。

内审员:"你们献血证是如何管理的?"

科长:"总务科负责献血证的统一订购,献血服务科负责献血证的领用、盖章、发放、对报废献血证的审核后交销毁等,采血相关工作人员负责献血证使用和使用情况登记。"

内审员:"有发放领用记录吗?"

科长:"有的。"

内审员:"《无偿献血证发放领用记录》这些数字涂改仅划线,以哪些为准?"

科长:"以不划线的为准。"

查看体系文件《记录控制程序》5.9.3"记录的更改:如因笔误或者计算错误需要更改时,应将原错误用双删除线划去(如~~献血者~~),注明更改内容、原因和日期,并在更改处签名,禁用橡皮擦改或用涂改液涂改。"

内审员:"报废的献血证如何处置?"

科长:"采血科室在使用过程中需要报废处理的献血证不得丢弃,需在证上注明'报废'字样交献血办,由献血服务科在《无偿献血证报废记录》中标明报废数量、献血证编号和报废原因,定期统一销毁。"

通过计算发现献血证的领用、报废统计数与采血数不一致。

内审员:"如果数量上不一致怎么处置?"

科长:"主要是业务部门没有及时上交。"

【不合格事实描述】

抽查《无偿献血证发放领用记录》(记录编号××),有数字涂改且献血证发放和使用、报废数量不一致。

【依据】

不符合《无偿献血证管理制度》(文件编号×××)。

不符合本血站《记录控制程序》(文件编号×××)5.9.3条款:"记录的更改:如因笔误或者计算错误需要更改时,应将原错误用双删除线划去(如~~献血者~~),注明更改内容、原因和日期,并在更改处签名,禁用橡皮擦改或用涂改液涂改"。

【不合格程度】　一般不合格

【原因分析】

《无偿献血证发放领用记录》没有按照《记录控制程序》要求对记录进行修改。对献血证的发放、使用及废证回收没有进行数据统计,数量上有差别。

【纠正措施】

1. 科室内进行《记录控制程序》培训。

2. 完善《无偿献血证管理制度》(文件编号×××),对献血证发放、使用,废证回收、销毁及数量统计做了规定。

【纠正措施有效性验证】

1. 见到20××年××月××日培训记录,培训内容:《记录控制程序》(文件编号×××)。

2. 见到修改后的《无偿献血证管理制度》(文件编号×××),对献血证发放、使用、废证回收、销毁及数量统计做了规定。

3. 抽查当月献血证发放数量与使用、废证回收数量一致。

纠正措施有效。

》 案例 35

【场景】

某血站检验科,内审员请检验科提供检测试剂质量抽检与放行记录。

内审员发现××厂家×××批号的 ALT 试剂,有检验科试剂质量抽检记录,无总务科试剂订购、验货与隔离、放行,以及质管科审批记录。

内审员:"试剂为关键物料,为何无相关部门的验货与隔离、审批、放行记录?"

检验科科长:"血型试剂及 ALT 试剂为检验科专用,进货等都由本科室进行。"

【不合格事实描述】

检验科使用的××厂家×××批号的 ALT 试剂,检验科进行了质量抽检,但不能提供总务科的订购、采购验收及审核批准记录。

【依据】

不符合《血站技术操作规程(2019 版)》4.4.6.2:"应建立和保存试剂采购验收、质量检查和审核批准的记录"。

【不合格程度】 一般不合格

【原因分析】

1. 检验科认为对血液检测试剂进行质量特性的检查,合格后就可以用于血液检测。

2. 检测试剂的采购及验收流程不够合理。

【纠正措施】

检验科根据血站相关制度及国家相关规范要求,对用于血液检测试剂按关键物料流程管理,包括进货、验收与隔离、审批、放行。

【纠正措施有效性验证】

1. 见到20××年××月××日质量专题会议记录,参加部门:质量负责人、检验科、总务科、质管科。讨论主题:血液检测试剂采购、验收、质量抽检、审核批准、出入库的流程梳理。

2. 按照质量专题会议纪要,总务科建立了《血液试剂管理制度》(文件编号×××)。

3. 见到检验科、总务科、质管科对《血液试剂管理制度》(文件编号×××)的培训记录。

4. 抽查20××年××月××日新进××厂家××批号 ALT 试剂验收与批准记录,符合《血液试剂管理制度》(文件编号×××)规定。

纠正措施有效。

第七节 安全与卫生

案例 36

【场景】

内审员在供血科,发现其工作场所的地面、台面和部分设备均使用浓度为有效氯含量 2 000 mg/L 的消毒剂。询问现场工作人员说是消毒隔离从严要求。

内审员查××消毒剂使用说明书,规定:"医院一般污染品及环境,有效氯使用浓度为 500 mg/L"。

【不合格事实描述】

献血服务科、血库未被血液污染的地面、台面和部分设备消毒使用的消毒剂有效氯浓度为 2 000 mg/L。

【依据】

不符合《血站质量管理规范》8.6 条款："制定消毒与清洁程序，规定需消毒与清洁的区域、设备和物品及其消毒清洁方法和频次，保持作业区卫生整洁"。

【不合格程度】 一般不合格

【原因分析】

供血科对未被血液污染的地面、台面和部分设备的有效氯浓度是按血站《清洁消毒操作规程》4.6 条款的规定进行操作的，文件编制时未参照消毒剂的使用说明书。

【纠正措施】

1. 对《清洁消毒操作规程》按消毒剂说明书的要求修改消毒剂浓度，并对使用该文件的科室进行培训。

2. 修改与《清洁消毒操作规程》相关的记录表单。

【纠正措施有效性验证】

1. 见到《清洁消毒操作规程》(文件编号×××)的更改记录。修改内容为：检验科工作场所地面、台面的消毒剂使用浓度均为有效氯含量 1 000 mg/L，其他科室工作场所地面、台面的消毒剂使用浓度均为有效氯含量 500 mg/L，设备的消毒剂改为使用戊二醛 1210 消毒剂。

2. 见到《清洁消毒操作规程》相关修改记录表单。

3. 察看业务科室消毒剂配制过程，有效氯浓度符合要求。

纠正措施有效。

案例 37

【场景】

内审员在成分科工作现场发现几袋医疗废物随意存放于操作区，未见医疗废物存放桶。

内审员："现场有没有划定废物暂存区？"

成分科科长："没有。主要科室现有医疗废物收集桶较小，桶内只能存放一袋废弃物，当血液制备数量较多时就装不下了，我们要求下班前由医疗废物收集人员来取走。"

【不合格事实描述】

成分科工作现场有几袋医疗废物存放于工作区，现场未划定医疗废物暂存区。

【依据】

不符合《血站质量管理规范》8.8条款："应执行医疗废物有关规定,对医疗废物进行收集和处置";以及和《医疗卫生机构医疗废物管理办法》第五条:"医疗卫生机构应当依据国家有关法律、行政法规、部门规章和规范性文件的规定,制定并落实医疗废物管理的规章制度、工作流程和要求、有关人员的工作职责及发生医疗卫生机构内医疗废物流失、泄漏、扩散和意外事故的应急方案。内容包括:

(一)医疗卫生机构内医疗废物各产生地点对医疗废物分类收集方法和工作要求。

(二)医疗卫生机构内医疗废物的产生地点、暂时贮存地点的工作制度及从产生地点运送至暂时贮存地点的工作要求"。

【不合格程度】 一般不合格

【原因分析】

血站成分分离区目前只有一个120 L医疗废物桶,当血液成分制备较多时,产生的医疗废物超过收集桶容量时,就只能将袋装的医疗废物临时存放在血液成分制备工作区。

【纠正措施】

1. 成分科组织学习《医疗卫生机构医疗废物管理办法》。

2. 拟增加2个120 L医疗废物桶。医疗废物产生量超过收集量时及时通知医疗废物运送人员,立即转运至站内的医疗废物暂存区。

【纠正措施有效性验证】

1. 见到20××年××月××日成分科培训记录,培训内容为《医疗卫生机构医疗废物管理办法》。

2. 20××年××月××日现场察看成分科,新添2只120 L医疗废物桶,能满足成分科日常工作需要。

纠正措施有效。

案例38

【场景】

在某血站医疗废物暂存处,内审员查看11月份医疗废物交接记录,交接日期分别为11月1、3、6、8、10、13、15日,内审员问:"你们多久对医疗废物对外交接一次?"

> 总务科科长："工作日48小时内。"
>
> 内审员："那非工作日怎么办？"
>
> 总务科长："我们只有一名工勤人员，周末就没人，没法对外交接。"

【不合格事实描述】

血站11月份医疗废物交接日期记录为1、3、6、8、10、13、15日。

【依据】

不符合《血站质量管理规范》8.8条款："应执行医疗废物有关规定，对医疗废物进行收集和处置"；以及《医疗卫生机构医疗废物管理办法》第二十条"医疗卫生机构应当建立医疗废物暂时贮存设施、设备，不得露天存放医疗废物。医疗废物暂时贮存的时间不得超过2天"。

【不合格程度】　　一般不合格

【原因分析】

医疗废物工作人员只有一名，目前安排双休日休息，导致周末2天医疗废物无法对外交接。

【纠正措施】

调整工作安排，周六上午安排医疗废物工作人员上班，与其他工作日调休。培训一名工作人员作为医疗废物工作备班。

【纠正措施有效性验证】

1. 查看12月份《医疗废物交接记录》，医疗废物暂存时间没有超过2天的情况。

2. 查看12月份考勤记录，有医疗废物工作人员周六上午出勤记录。

3. 见到20××年××月××日总务科培训记录，培训内容为《医疗卫生机构医疗废物管理办法》《医疗废物管理条例》，接受培训者：医疗废物工作备班人员×××。

纠正措施有效。

> **案例39**

【场景】

在办公室，内审员查看员工健康档案，看到工号××的采血护士健康档案显示乙型肝炎病毒表面抗原及抗体均阴性，但没有乙型肝炎病毒疫苗接种记录，也没有该员工放弃疫苗接种的申明。

内审员:"员工健康档案包括什么内容?"

科长:"按照站内统一安排进行。"

内审员:"血液检测查什么项目?对从事采血、血液成分制备、供血等业务工作的员工和其他员工一样的检测项目吗?"

科长:"这个不太清楚,应该大家都是一样的。"

内审员:"对于乙肝病毒表面抗体阴性的员工,有接种记录或应该放弃接种的签名吗?"

科长回答:"大家都是自己接种回来报销的,所以没有集中统计。"

【不合格事实描述】

工号××的采血护士健康档案显示其乙型肝炎表面抗原和抗体阴性,但不能提供乙肝病毒疫苗接种情况的证据,也没有该员工放弃疫苗接种的申明。

【依据】

不符合《血站质量管理规范》8.4条款:"建立员工健康档案。对从事采血、血液成分制备、供血等业务工作的员工,应当每年进行一次经血传播病原体感染情况的检测。对乙型肝炎病毒表面抗体阴性者,征求本人意见后,应当免费进行乙型肝炎病毒疫苗接种"。

【不合格程度】　一般不合格

【原因分析】

办公室对国家卫计委在2010年7月23日修订的《血站质量管理规范》8.4条款的规定不了解,对乙型肝炎病毒表面抗体阴性者疫苗接种工作做得不细致。

【纠正措施】

1. 办公室培训《血站质量管理规范》相关内容。

2. 排查采血、成分制备、供血等业务工作的员工健康档案,对乙型肝炎表面抗原和抗体阴性者进行乙肝病毒疫苗接种,不愿意接种的请其签署放弃声明。

【纠正措施有效性验证】

1. 见到20××年××月××日办公室培训记录,培训内容为《血站质量管理规范》相关内容。

2. 抽查采血、成分制备、供血等岗位员工健康档案,有××人乙型肝炎表面抗原和抗体阴性,其中××人接种了乙型肝炎病毒疫苗,××人签署放弃疫苗接种的声明。

纠正措施有效。

⏵ 案例 40

【场景】

内审员查看污水处理池现场。

内审员:"你们如何对污水进行处理?"

科长:"我们有污水处理系统。每天由具备上岗资格的工作人员进行巡查,同时进行余氯测定。"

内审员:"每天巡查什么?"

科长:"主要是看投入的氯饼是否需要更换。"

内审员:"氯饼是属于化学危险品吗?"

科长:"应该是的。"

内审员:"你们是如何保管的?"

科长:"放置在余氯测定的柜子边。"

查"氯饼"的化学成分为三氯异氰尿酸,有效氯含量为 $\geqslant 90\%(v/v)$,属于第 5.1 类氧化剂,是危险化学品。

【不合格事实描述】

血站污水处理用消毒剂"氯饼",主要成分为三氯异氰尿酸,有效氯含量 $\geqslant$ 90%,属于危险化学品,放置在余氯测定的柜子边。

【依据】

不符合《血站质量管理规范》8.9 条款:"应执行有关规定,制定针对用电安全、化学、放射、危险品等的使用和防火的相应程序,确保献血者、员工、环境和设备的安全。定期进行模拟有关突发事件的演练"。

【不合格程度】 一般不合格

【原因分析】

管理人员和操作人员对氯饼的化学性质不熟悉,对危化品管理缺乏专业知识。

【纠正措施】

1. 培训《危险化学品安全管理条例》,建立本站的危险化学品管理制度。

2. 建立三氯异氰尿酸的危险化学品安全数据表(MSDS),对使用人员进行培训,确保正确储存和使用。

【纠正措施有效性验证】

1. 见到新建的《危险化学品管理制度》(文件编号×××)、《三氯异氰尿酸危险化学品安全数据表(MSDS)》。

2. 见到 20××年××月××日培训记录，培训内容：《危险化学品安全管理条例》(国务院令第 591 号))、《危险化学品管理制度》(文件编号×××)。

纠正措施有效。

案例 41

【场景】

在实验室内审员询问工作人员职业暴露后处理流程。

内审员："能叙述一下发生职业暴露后的处理流程吗？"

工作人员："发生意外事故时，应针对事故的类型立即进行紧急处理，主要包括：皮肤针刺伤或切割伤、黏膜污染、衣物污染、污染物泼溅等，具体处理流程我还不太熟悉。不过即使我不知道，还有其他同事在呢！"

【不合格事实描述】

工号××的实验室工作人员自述不知道职业暴露的处理流程。

【依据】

不符合《血站质量管理规范》8.3 条款："建立和实施职业暴露的预防和控制程序，包括职业暴露的预防和处理、职业暴露的登记、监控和报告"。

【不合格程度】　一般不合格

【原因分析】

实验室生物安全管理不到位，实验室工作人员没有充分认识血源性传播疾病的危害，未清楚知晓职业暴露处理措施，自我防护意识淡薄。

【纠正措施】

1. 对实验室人员进行职业暴露处理流程培训。

2. 对职业暴露处理流程培训效果进行检查，对职业暴露处理流程未掌握的工作人员进行再次培训考核。

【纠正措施有效性验证】

1. 2 周后审核人员再次来到实验室，见到 20××年××月××日的职业暴露处理流程培训和考核记录。

2. 现场询问 3 位工作人员关于职业暴露的相关处理措施，均熟知。

纠正措施有效。

案例 42

【场景】

内审员在××献血车现场查看职业暴露处理箱,未发现有 HIV 金标试纸条。查看现场血站《职业暴露的预防和控制程序》(文件编号×××)规定:"采血现场应配备 HIV 金标试纸条,在职业暴露时进行快速检测。"

内审员:"如果发生员工职业暴露,要检测 HIV 吗? 如何处理?"

工作人员:"忘记准备 HIV 金标试纸条了。一般不会发生,万一发生了,就尽可能多挤一点伤口的血,然后再用消毒液进行消毒,应该不会有事。"

【不合格事实描述】

血站《职业暴露的预防和控制程序》(文件编号×××)规定工作现场职业暴露处理箱内应配备 HIV 金标试纸条。××献血车上职业暴露处理箱内未见 HIV 金标试纸条。

【依据】

不符合血站《职业暴露的预防和控制程序》(文件编号×××)规定:"采血现场应配备 HIV 金标试纸条,在职业暴露时进行快速检测"。

【不合格程度】 一般不合格

【原因分析】

原来配备 HIV 金标试纸条过期后忘记再领新的。

【纠正措施】

1. 为××献血车配置 HIV 金标试纸条。

2. 检查所有献血车(屋)的职业暴露处理箱内的物品是否齐全、是否在有效期内。

3. 建立《职业暴露处理箱检查记录》(记录编号××),每个献血车(屋)每月检查一次职业暴露处理箱内的物品及有效期。

【纠正措施有效性验证】

1. 内审后 5 日现场查看××献血车上已配置 HIV 金标试纸条。查看《职业暴露处理箱检查记录》(记录编号××),记录规范。

2. 20××年××月××日体采科科长对所有献血车(屋)的职业暴露处理箱进行了检查。未发现其他献血车(屋)有类似的情况。

纠正措施有效。

❯ 案例 43

【场景】

内审员上午 9:28 到献血车检查,问工作人员:"你们今天早上几点上班?"

员工:"今天早上 9:00 准时上班。"

内审员:"每天工作结束后,献血车所有电源全部切断吗?"

员工:"全部切断。"

内审员:"今天上午有几位献血者献血?"

员工:"有 1 位献血者刚献了血。"

内审员查看现场的《消毒管理控制程序》(文件编号×××)规定:"每天采血前,紫外线消毒至少 30 分钟。"

内审员看了下紫外线消毒记录,工作人员没有记录。内审员问:"今上午紫外线消毒了吗?"

工作人员:"没有消毒。"

【不合格事实描述】

血站《消毒管理控制程序》(文件编号×××)规定:"献血车每天采血前,紫外线消毒至少 30 分钟。"

献血车工作人员 9:00 上班,内审员 9:28 分到献血车检查,已有 1 名献血者完成献血。询问当天紫外线消毒情况,工号××的工作人员回答没有消毒。

【依据】

不符合血站《消毒管理控制程序》(文件编号×××)×××条款"采血车每天采血前,紫外线消毒至少 30 分钟。"

【不合格程度】　一般不合格

【原因分析】

员工对消毒的重要性认识不足,没有按照操作规程执行。

【纠正措施】

1. 体采科对《消毒管理控制程序》(文件编号×××)进行重新培训。

2. 献血车每天有一个工作人员提前半小时上班进行空气紫外线消毒。

【纠正措施有效性验证】

1. 见到 20××年××月××日体采科培训记录,培训内容:《消毒管理控制程序》(文件编号×××)。

2. 2 周后内审员 8:50 到献血车,见到献血车正进行紫外线消毒。

见到最近献血车消毒记录,每天 8:30－9:00 紫外线消毒。

纠正措施有效。

案例 44

【场景】

内审员下午到献血车进行审核,问工作员工:"今天有多少献血者献血?"

员工:"15 人。"

内审员:"你们止血带如何消毒的?"

员工:"每天工作结束后,用消毒液浸泡后晾干。"

内审员:"今天用过的止血带在哪儿?"

员工:"全在这桶里。"

内审员数了下,用过的止血带共有 9 根。内审员查看血站《消毒管理控制程序》(文件编号×××),明确规定:"献血者采血前手臂消毒要做到一人一巾一带。"

【不合格事实描述】

20××年××月××日审核××献血车时发现,当天有 15 人献血,而用过消毒液浸泡的止血带只有 9 根。

【依据】

不符合血站《消毒管理控制程序》(文件编号×××)××条款:"献血者采血前手臂消毒要做到一人一巾一带"。

【不合格程度】 一般不合格

【原因分析】

员工对止血带消毒的重要性认识不足,没有按照操作规程执行。

【纠正措施】

1. 体采科重新进行《消毒管理控制程序》文件培训。

2. 严格执行"一人一巾一带"制度,防止交叉感染。

【纠正措施有效性验证】

1. 见到 20××年××月××日体采科培训记录,培训内容:《消毒管理控制程序》(文件编号×××)。

2. 20××年××月××日再次抽查××、××、××三个献血点,均能做到一人一巾一带。

纠正措施有效。

⟫ 案例 45

【场景】

在医疗废物暂存处,内审员看到有感染性与损伤性(利器盒)医疗废物共存现象。

内审员:"感染性与损伤性废物为何放在一个医疗废物袋中?"

科长:"因为损伤性废物主要是针头,已放入利器盒中,不再具有损伤性。"

内审员:"但损伤性废物与感染性废物处理方式是不一样的。"

科长:"后续如何处理我们不太清楚。"

【不合格事实描述】

医疗废物暂存处,感染性废物与损伤性废物(利器盒)放在同一个医疗废物袋中。

【依据】

不符合《医疗卫生机构医疗废物管理办法》第十一条(三)条款:"感染性废物、病理性废物、损伤性废物、药物性废物及化学性废物不能混合收集"。

【不合格程度】 一般不合格

【原因分析】

因损伤性废物量较少,称重不精确,工作人员认为损伤性废物放入利器盒中便不再具有损伤性,所以出现了感染性与损伤性医疗废物放在一起的现象。

【纠正措施】

1. 对医疗废物收集人员进行《医疗卫生机构医疗废物管理办法》的培训。

2. 医疗废物收集人员对感染性废物和损伤性废物分类收集、暂存、交接。

【纠正措施有效性验证】

1. 见到20××年××月××日总务科培训记录,参加人员为医疗废物收集人员,培训内容为《医疗卫生机构医疗废物管理办法》。

2. 内审一周后再次到医疗废物暂存处现场查看,感染性废物、损伤性医疗废物分类暂存。

3. 查看《医疗废物转移联单》(记录编号××)感染性废物、损伤性废物分别称重。

纠正措施有效。

案例 46

【场景】

××血站去某乡镇开展团体无偿献血,献血现场在乡镇卫生院会议室,内审员发现,在采血工作结束后,工作人员将医疗废物收集打包整理后,留置现场。

内审员问现场工作人员:"你们医疗废弃物收集后不带回血站处理吗?"

工作人员:"一般都是带回血站处理,今天正好在乡镇卫生院采血,他们也是医疗卫生机构,每天也产生医疗废物,就请他们一并转交医疗废物集中处置单位,省得带回血站了。"

内审员:"有医疗废物的交接记录吗?"

工作人员:"没有。"

【不合格事实描述】

20××年××月××日××血站至××乡镇卫生院开展团体无偿献血时,将产生的医疗废物交由××乡镇卫生院代为处置,但不能提供该批医疗废物的交接记录。

【依据】

不符合《医疗废物管理条例》第十二条:"医疗卫生机构和医疗废物集中处置单位,应当对医疗废物进行登记,登记内容应当包括医疗废物的来源、种类、重量或者数量、交接时间、处置方法、最终去向以及经办人签名等项目。登记资料至少保存3年"。

【不合格程度】 一般不合格

【原因分析】

工作人员认为××乡镇卫生院也有医疗废物收集、暂存点,就没有将当天产生的医疗废物带回血站处理,而交由××乡镇卫生院代为处理,也没有填写交接记录。

【纠正措施】

1. 修改血站《医疗废弃物管理制度》,规定在血站外采血产生的医疗废物全部带回血站处理。

2. 对体采科工作人员进行新版《医疗废弃物管理制度》培训。

【纠正措施有效性验证】

1. 见到新版《医疗废弃物管理制度》(文件编号×××),规定在血站外采血产生的医疗废物全部带回血站处理。

2. 见到 20××年××月××日体采科培训记录,培训内容:《医疗废弃物管理制度》(文件编号×××)。

3. 一周后查看站外及采血点医疗废物交接记录,每个工作日均有按实际产生的感染性医疗废物和损伤性医疗废物进行交接的记录。

纠正措施有效。

案例 47

【场景】

　　20××年××月××日,内审员在献血屋检查,发现正在使用的安尔碘和一次性棉签外包装上未标注开启人和开启时间。

【不合格事实描述】

××献血屋,正在使用的安尔碘和一次性棉签外包装上均未标注开启人和开启时间。

【依据】

不符合血站《清洁消毒操作规程》(文件编号×××)4.11 条款:"安尔碘皮肤消毒液应密闭保存,每周至少更换 1 次,工作人员每次开启消毒液瓶,开启人员应签名并记录开启时间。一次性无菌物品如消毒棉球、消毒棉签等一经打开,使用时间不得超过 24 小时"。

【不合格程度】　一般不合格

【原因分析】

××献血屋工作人员疏忽,漏写了开启时间。

【纠正措施】

体采科组织科室人员学习《清洁消毒操作规程》(文件编号×××),加强工作人员责任心教育。

【纠正措施有效性验证】

1. 见到 20××年××月××日体采科培训记录,培训内容:《清洁消毒操作规程》(文件编号×××),工作人员签名齐全,培训评估合格。

2. 一周后复查献血屋,安尔碘和一次性消毒棉签外包装上都已标注开启人及开启时间。

纠正措施有效。

案例 48

【场景】

内审员在办公室检查安全与卫生相关内容时,现场工作人员不能提供采血、血液成分制备、供血等业务岗位工作员工每年一次经血传播病原体感染情况的检测结果记录,以及乙型肝炎表面抗原和抗体阴性者疫苗接种情况记录。

【不合格事实描述】

办公室不能提供20××年对采血、血液成分制备、供血等业务岗位工作员工进行经血传播病原体感染情况检测结果的记录,以及乙型肝炎表面抗原和抗体阴性者疫苗接种情况的记录。

【依据】

不符合《血站质量管理规范》8.4条款:"建立员工健康档案。对从事采血、血液成分制备、供血等业务工作的员工,应当每年进行一次经血传播病原体感染情况的检测。对乙肝病毒表面抗原阴性者,征求本人意见后,应当免费进行乙肝疫苗接种"。

【不合格程度】 一般不合格

【原因分析】

中心职工每年献血人数达到80%以上,献血合格率达到90%以上。员工的血液检测包含了经血传播病原体感染情况的检测,认为再次做检测会造成浪费,故中心未采取每年检测的模式。

【纠正措施】

1. 安全与卫生负责人组织办公室人员学习《血站质量管理规范》安全与卫生相关内容。

2. 20××年××月××日对从事采血、血液成分制备、供血等业务工作的员工进行筛查,没有做经血传播病原体感染情况检测的,一个月内补做。

3. 对乙型肝炎表面抗原和抗体阴性的职工进行乙肝病毒疫苗的接种动员。

【纠正措施有效性验证】

1. 见到20××年××月××日办公室培训记录,培训内容:《血站质量管理规范》安全与卫生相关内容,主持人:安全与卫生负责人。

2. 见到20××年××月从事采血、血液成分制备、供血等业务工作的××位员工体检报告,体检项目包括经血传播病原体感染情况的检测。

3. 见到乙型肝炎疫苗接种记录,有××人接种了,有××人不同意接种,不同意接种员工已签订自动放弃接种疫苗的协议书。

纠正措施有效。

> **案例 49**

【场景】

内审员在医疗废物暂存库查看医疗废物交接单。

内审员："医疗废物如何收集？"

科长："由办公室负责集中收集各科室的医疗废物，存放于医疗废物暂存库。"

内审员："重量如何统计？"

科长："集中称重，合计总数。"

内审员："有标记医疗废物产生时间和接收时间吗？"

科长："我们表单上有具体日期，我们有固定的医疗废物产生和接收时间，但没有记录。"

查看《医疗废物交接记录》，显示时间均具体到天。查血站《医疗废物管理制度》（文件编号×××）规定："医疗废物产生的部门应及时填写《医疗废物交接记录》，记录内容至少应包括：来源、种类、重量或数量、交接时间（具体到分钟）、经办人签名等内容，暂存处有汇总记录"。

【不合格事实描述】

《医疗废物交接记录》（记录编号××）没有医疗废物种类、重量或数量、产生时间和接收时间的内容，与血站《医疗废物管理制度》（文件编号×××）规定不符。

【依据】

不符合《医疗卫生机构医疗废物管理办法》第十二条："医疗卫生机构和医疗废物集中处置单位，当对医疗废物进行登记，登记内容应当包括医疗废物的来源、种类、重量或者数量、交接时间、处置方法、最后去向以及经办人签名等项目"；以及血站体系文件《医疗废物管理制度》（文件编号×××）规定："医疗废物产生的部门应及时填写《医疗废物交接记录》，记录内容至少应包括：来源、种类、重量或数量、交接时间（具体到分钟）、经办人签名等内容，暂存处有汇总记录"。

【不合格程度】　　一般不合格

【原因分析】

办公室对医疗废物管理的规定和要求不熟悉，《医疗废物交接记录》表单内容不全。

【纠正措施】

1. 办公室培训《医疗废物管理条例》《医疗卫生机构医疗废物管理办法》和血站《医疗废物管理制度》。

2. 修订《医疗废物交接记录》。

【纠正措施有效性验证】

1. 见到20××年××月××日办公室培训记录,培训内容为:《医疗废物管理条例》《医疗卫生机构医疗废物管理办法》及《医疗废物管理制度》(文件编号×××)。

2. 见到修订后的《医疗废物交接记录》(记录编号××)表单更改记录,增加"医疗废物种类、重量或数量、产生时间和接收时间"四栏。

3. 一周后查看工作现场,已使用修订后的《医疗废物交接记录》(记录编号××)。

纠正措施有效。

第八节　计算机信息管理系统

案例50

【场景】

在成分制备科,内审员看到有两台自动贴签机正在贴签。

内审员:"这两台仪器你们如何做确认?"

科长:"我们对贴签机是否能够自动读取管理信息系统数据,能否五码核对,核对是否有误进行了确认。"并提供相应的机器确认资料,但未见贴签程序的确认。

内审员:"贴签机出现问题时,如何操作及核对?"

科长:"出现过个别血袋贴签贴歪了,我们手工重贴,人工核对。这是台新机器,没出现过其他问题。"

【不合格事实描述】

成分制备科新进两台贴签机,已计入血站血液信息管理系统,但不能提供对贴签机计算机程序进行确认的证据。

【依据】

不符合《血站质量管理规范》9.1条款:"对管理信息系统进行充分的确认,以保证其符合预期的使用要求"。

【不合格程度】　　一般不合格

【原因分析】

成分制备科没有能力对贴签机计算机程序进行确认。

【纠正措施】

成分制备科拟请信息科、贴签机生产厂家和血液信息管理系统开发商一起,对贴签机计算机程序进行确认。

【纠正措施有效性验证】

一个月后,内审员到成分制备科,见到成分制备科、信息科、贴签机生产厂家和血液信息管理系统开发商专题会议记录,对贴签机计算机程序进行确认。确认报告显示:贴签机计算机程序能满足自动贴签需要,可以投入正常使用。

纠正措施有效。

案例 51

【场景】

内审员在信息科查看最近一年新进人员、转岗、离岗人员名单及变更科室,发现其中一名工作人员已从质管科调至血型参比室,但质管科的用户授权未撤销。

信息管理人员:"我们规定科室负责人填写用户授权/撤权申请表,但是质管科没有提交用户授权/撤权申请表。"

内审员:"如果有人员退休,原科室如没有提交申请,那他们的权限就一直存在吗?"

信息管理人员:"是的。"

内审员:"转岗人员在转入科室提交授权申请的时候,你们是否将其转出科室的权限撤销?"

信息管理人员:"我们不知道这个人是否为转岗人员,我们将在表格中加入是否为转岗人员一栏。"

【不合格事实描述】

工号××的员工从质管科转岗至血型参比室,血液信息管理系统的权限显示其有血型参比岗和质管岗的权限。

【依据】

不符合《血站质量管理规范》9.5条款:"采取有效措施避免非授权人员对管理

信息系统的侵入和更改,制定严格的用户授权程序,控制不同用户对数据的查询、录入、更改等权限"。

【不合格程度】 一般不合格

【原因分析】

人力管理部门与信息科对人员的转岗、流动缺少沟通,导致血液信息管理系统授权与岗位不符。

【纠正措施】

1. 建立人力管理部门与信息科之间关于人员流动的沟通流程,修改《用户授权程序》(文件编号×××),增加退休人员退休、中途离岗人员、转岗人员,由人力管理部门通知信息管理部门,信息管理部门直接撤销其权限。

2. 在《血液信息管理系统授权申请表》(记录编号××)中添加是否为新进、转岗人员选项。如为转岗人员,信息管理人员应查询先前的权限是否撤销,如未撤销则查找原因,如为人力部门未通知,应通知其注意。

【纠正措施有效性验证】

1. 见到《用户授权程序》(文件编号×××)和《血液信息管理系统授权申请表》(记录编号××)的更改记录。

2. 与人力管理部门和信息部门交谈,知晓对转岗、离岗人员血液信息管理系统授权规定。

纠正措施有效。

案例 52

【场景】

在信息科,内审员查询《工作人员计算机管理系统职能分配表》,发现工号××的工作人员没有"采血"操作权限,但现场输入工号和密码能够进入采血操作界面。

【不合格事实描述】

《工作人员计算机管理系统职能分配表》(记录编号××)显示工号××的工作人员没有"采血"操作权限,而在献血现场工号××的工作人员能够进入采血操作界面。

【依据】

不符合《血站质量管理规范》9.5条款:"采取有效措施避免非授权人员对管理信息系统的侵入和更改,制定严格的用户授权程序,控制不同用户对数据的查询、录入、更改等权限"。

【不合格程度】　一般不合格

【原因分析】

工号××的工作人员岗位职责为体检医生,血站规定所有体检医生和采血护士均具有采血、体检、初筛权限。信息科接到通知后没有按要求修改该工作人员权限。

【纠正措施】

1. 按血站规定修改工号××的工作人员权限。

2. 排查所有工作人员信息管理系统的职能分配与实际权限是否一致。

3. 更新《工作人员计算机管理系统职能分配表》中工作人员权限。

【纠正措施有效性验证】

1. 一周后到信息科,看到工号××的工作人员权限已按血站规定更改。

2. 信息科排查所有工作人员的计算机管理系统的职能分配与实际权限,发现有××人不一致,均已纠正。

3. 看到更新后的《工作人员计算机管理系统职能分配表》(记录编号××)工作人员权限。

纠正措施有效。

第九节　血液的标识及可追溯性

案例 53

【场景】

在成分制备科,内审员看到有两台自动贴签机正在贴签。查看工作现场的《贴签管理程序》(文件编号×××)仍为手工贴签的操作规程。

【不合格事实描述】

成分制备科采用自动贴签机对血液成分进行贴签,但现场《贴签管理程序》(文件编号×××)仍为手工贴签的操作规程。

【依据】

不符合《血站质量管理规范》10.6条款:"建立和实施贴签管理程序。负责贴签的人员须经相关培训和考核。应明确规定贴签的步骤和要求,一次只对一袋血液和同源血样管贴签,贴签后应与征询表进行核对"。

【不合格程度】 一般不合格

【原因分析】

成分制备科采用自动贴签机贴签后对员工进行了培训,但没有更改《贴签管理程序》(文件编号×××)。

【纠正措施】

更改《贴签管理程序》。

【纠正措施有效性验证】

1. 见到更改后的《贴签管理程序》(文件编号×××),文件规定和实际操作相符。

2. 见到成分制备科20××年××月××日对更新后的《贴签管理程序》(文件编号×××)的培训记录。

纠正措施有效。

▶ 案例 54

【场景】

内审员在业务科查看归档标签,发现血站提供的冰冻解冻去甘油红细胞、洗涤血小板、洗涤红细胞的标签没有归档。

科长:"只有制备这些成分制剂的时候,才能打印出标签。这些成分制剂制备的少,打印标签的员工总是忘了多打一张。"

内审员:"归档标签允许扫描归档,你们可以扫描啊。"

科长:"还是他扫描,比多打一张还麻烦。"

【不合格事实描述】

血站供应的冰冻解冻去甘油红细胞、洗涤血小板、洗涤红细胞三种血液成分的成品标签没有存档件。

【依据】

不符合《血站质量管理规范》10.3条款:"血液标签中的内容应符合《血站管理办法》《全血及成分血液质量要求》中的相关规定,至少包含献血编号、品种标识、血型标识和有效期标识四部分。血液标签上不应标有献血者姓名。所有标签的标本都应存档"。

【不合格程度】 一般不合格

【原因分析】

冰冻解冻去甘油红细胞、洗涤血小板、洗涤红细胞供应量少，员工遗漏了归档。

【纠正措施】

1. 立即补打冰冻解冻去甘油红细胞、洗涤血小板、洗涤红细胞的成品标签归档。

2. 建立归档标签清单，在更新归档标签时一一对照，防止遗漏。新的血液制品确认时同时进行标签归档。

【纠正措施有效性验证】

1. 一个月后见到已归档的冰冻解冻去甘油红细胞、洗涤血小板、洗涤红细胞标签。

2. 见到归档标签清单。

纠正措施有效。

❯ 案例 55

【场景】

审核员在成分科检查，发现工作人员正在给一袋血导管遗失的悬浮红细胞（献血序列号××××）接交叉配血导管，工作人员查看了准备外接的一次性血袋的批号和有效期，用无菌接驳机接好血袋，充盈导管，热合后发到血库。

审核员："接导管用了其他批号的血袋，你们记录这个血袋批号吗？"

科长："接的不多，一般不记。"

【不合格事实描述】

成分科在为献血序列号××××的悬浮红细胞接交叉配血导管，使用了××公司××批号的一次性血袋，成分科没有记录外接一次性血袋的生产厂家和批号。

【依据】

不符合《血站质量管理规范》10.1 条款："必须建立和实施血液标识的管理程序，确保所有血液可以追溯到相应的献血者及其献血过程、所使用的关键物料批号以及所有制备和完整记录"。

【不合格程度】　一般不合格

【原因分析】

血袋外接导管，是血液在血站流转过程中导管脱落的补救措施，操作次数不多，忽视了这个记录。

【纠正措施】

建立外接血袋记录表单,记录血袋生产厂家和批号。

【纠正措施有效性验证】

1. 见到20××年××月××日成分科科务会记录,明确要求只要有外接血袋,都要记录生产厂家和批号,便于追溯。

2. 见到《血袋外接记录表》(记录编号××),有专栏记录血袋生产厂家和批号。

纠正措施有效。

第十节 记 录

案例 56

【场景】

内审员在××献血点,发现工作人员未将初筛不合格的献血登记表录入血液信息管理系统。询问工作人员,解释说是到单位登记,但不能提供登记记录。

【不合格事实描述】

××献血点,献血序列号××××的献血者××项目不符合献血前血液检测要求,查血液信息管理系统,无该献血者献血前血液检测结果的记录。

【依据】

不符合《血站质量管理规范》11.2条款:"记录体系必须完整,应包括从献血者筛选、登记到血液采集、检测、制备、储存、发放和运输的整个过程,保证其可追溯性"。

【不合格程度】 一般不合格

【原因分析】

工作人员责任心不强,没有将献血者初筛不合格的检测结果录入到血液信息管理系统。

【纠正措施】

体采科召集各献血点的负责人开会,要求对健康征询、一般检查和献血前血液筛查不合格的献血者信息,都要录入信息系统。

【纠正措施有效性验证】

1. 见到20××年××月××日体采科献血点负责人会议记录,强调必须把健康征询、一般检查和献血前血液筛查不合格的献血者信息录入信息系统。

2. 抽查20××年××月××日不符合献血要求的献血者的信息×份,血液信息管理系统中均有记录。

纠正措施有效。

案例 57

【场景】

内审员在某街头献血点发现现场有4根紫外线灯管,而记录上累计时间记录只有一个。

内审员:"最近是否添置了新的紫外线灯管?"

科长:"昨天刚刚更换,还没有来得及对新的灯管进行编号。"

内审员:"为何记录单上的累计时间只有一个?"

科长:"在更改了新版采血工作记录后,我们将原有紫外线和空气消毒记录合并在表单的一栏中,但没有将不同紫外线灯管的消毒时间单独记录。"

【不合格事实描述】

××献血点工作现场有4根紫外线灯管,有一根紫外线灯管一天前更换,《空气消毒记录》(记录编号××)显示紫外线灯管累计时间480小时。

【依据】

不符合《血站质量管理规范》11.1条款:"应建立、实施记录档案管理程序,记录并保存采供血过程所产生的数据,使其具有可追溯性,以证实质量体系有效运行并满足特定的质量标准"。

【不合格程度】 一般不合格

【原因分析】

紫外线消毒记录和空气消毒记录合并为一张表,紫外灯管累计时间只设了一栏,工作人员也没有反馈,就记录了使用时间最长的一根管子的累计时间。

【纠正措施】

1. 修改《空气消毒记录》,增添每根紫外灯管照射时间和累计时间。

2. 将各献血点所有紫外线灯管进行单独编号。

【纠正措施有效性验证】

1. 见到更改后的《空气消毒记录》(记录编号××)。

2. 现场查看××个献血点,每根紫外线灯管均有编号,《空气消毒记录》(记录编号××)有每根紫外线灯管的照射时间和累计时间。

纠正措施有效。

案例 58

【场景】

内审员在××献血点,上午9点查看《安全卫生记录》(记录编号××),发现当日记录已完成。

内审员:"这记的是什么时间的工作内容?"

工作人员:"是下班之前我们完成清洁消毒工作,检查门窗、水电是否都关好。"

内审员:"今天你完成这些工作吗?"

工作人员:"我们下班前一定会做的。"

内审员:"那记录为什么要先写?"

工作人员:"今天内审,一上班就把记录都写了。"

【不合格事实描述】

××献血点《安全卫生记录》(记录编号××)在上午9点已完成应该下班前记录的清洁消毒和安全检查内容。

【依据】

不符合《血站管理办法》第二十八条:"血站各业务岗位工作记录应当内容真实、项目完整、格式规范、字迹清楚、记录及时,有操作者签名"。

【不合格程度】 一般不合格

【原因分析】

工作人员没有按照要求记录。

【纠正措施】

1. 对体采科工作人员进行《记录控制程序》《签名的法律意义》培训。

2. 在科室微信群和科室会议中再次明确记录的要求。

【纠正措施有效性验证】

1. 见到20××年××月××日体采部门培训记录表,内容为《记录控制程序》(文件编号×××)《签名的法律意义》。

2. 见到科室微信群通知和20××年××月××日科室会议记录,要求表单填写要根据实际操作情况如实填写。

3. 20××年××月××日中午检查所有献血点记录,无提前记录的情况。

纠正措施有效。

案例 59

【场景】

内审员在献血工作现场,请工作人员打开血液信息管理系统,查询本年度静脉穿刺成功率,系统显示 20××年 1—10 月,一针失败 0 例,穿刺成功率为 100%。

内审员:"你们有穿刺二针吗?"

工作人员:"有的。"

内审员:"怎么记录和统计呢?"

工作人员:"我们在献血登记表、采血日报表记录二针,科室也要统计的。"

查科室统计数据,20××年 1—10 月二针 31 例,一针率 99.9%。

【不合格事实描述】

体采科 20××年 1—10 月《采血日报表》显示静脉穿刺二针有 31 例,血液信息管理系统一针失败 0 例。

【依据】

不符合《血站质量管理规范》11.4 条款:"应执行国家相应的法律法规,建立和实施电子签名和数据电文管理程序,确保数据电文和电子签名在生成、维护、保存、传输和使用过程中的可靠性、完整性、有效性及机密性"。

【不合格程度】　　一般不合格

【原因分析】

工作人员没有将静脉穿刺二针的信息录入血液信息管理系统。

【纠正措施】

通过体采科工作组微信群,要求将静脉穿刺二针的情况录入血液信息管理系统。

【纠正措施有效性验证】

1. 查见 20××年 11 月 26 日血液科工作组微信群通知:穿刺二针在献血登记表、采血日报表记录外,如实录入血液信息管理系统,并附录入项目图片,用红圈标识。

2. 查见 20××年××月××日献血登记表,献血序列号为××××,见二针穿刺记录,查血液信息管理系统,当日一针失败统计为 1。

纠正措施有效。

案例 60

【场景】

内审员 4 月 2 日(星期一)检查血库过道的一个灭火器,查看灭火器检查记录,问工作人员:"昨天安全员上班吗?"

工作人员:"昨天是星期日,除血库的人员值班外,其余人都休息。"

内审员:"那为何昨天的灭火器检查记录中有检查记录及工作人员签名?"

工作人员未回答。

内审员查看《消防安全管理制度》(文件编号×××),文件规定:"每天要对灭火器检查一次并做记录。"

【不合格事实描述】

20××年 4 月 1 日(星期日)灭火器检查记录显示,有检查记录及工作人员签名,但该名工作人员 4 月 1 日没有上班。

【依据】

不符合《血站质量管理规范》11.1 条款:"应建立、实施记录管理程序和档案管理程序,记录并保存采供血过程所产生的结果和数据,使其具有可追溯性,以证实质量体系有效运行并满足特定的质量标准"。

【不合格程度】 一般不合格

【原因分析】

《消防安全管理制度》(文件编号×××)规定没有可操作性。

【纠正措施】

修改《消防安全管理制度》,规定每周检查一次灭火器。

【纠正措施有效性验证】

1. 见到修改后的《消防安全管理制度》(文件编号×××),改为灭火器每周检查一次。

2. 见到总务科 20××年××月××日培训记录,培训内容:修改后的《消防安全管理制度》(文件编号×××)。

3. 查灭火器检查记录,每周检查一次,记录清晰完整。

纠正措施有效。

> **案例 61**

【场景】

在检验科内审员查看电子表单《献血者标本交接记录》(交接单号××)，显示该表单制表时间为20××年××月××日 12:05,而检验科记录的标本接收时间是20××年××月××日 10:00,交接人:黄××。

内审员问:"你们在接收标本和标本交接单时核对相关内容吗?"

工作人员:"接收标本时,只注意标本的数量与质量,没有注意标本交接时间。"

【不合格事实描述】

电子表单《献血者标本交接记录》(交接单号××),该表单制表时间为20××年××月××日 12:05,而检验科记录的标本接收时间是20××年××月××日 10:00,交接人:黄××。

【依据】

不符合《血站管理办法》第二十八条:"血站各业务做记录应当内容真实、项目完整、格式规范、字迹清楚、记录及时,有操作者签名。"

【不合格程度】 一般不合格

【原因分析】

工作人员责任心不强,对标本接收时间记录得不够精确。

【纠正措施】

科务会再次强调记录应及时、当场记录。

【纠正措施有效性验证】

1. 见到20××年××月××日检验科科务会记录,强调记录应及时、当场记录。

2. 持续跟踪检查科务会后10个工作日的标本交接记录,未再发现上述问题。

纠正措施有效。

第十一节　监控和持续改进

案例 62

【场景】

　　在质管科,内审员检查管理评审相关材料,发现没有上一个年度管理评审措施的实施记录。

　　内审员:"血站管理评审形成的最终决定,是如何落实和验证的。"

　　科长:"等到下一个年度的管理评审会议上由各科室进行阐述。"

　　内审员:"如果上一个年度形成的决议无法落实呢?"

　　科长:"相关科室也会在管理评审会议上再次提出。"

【不合格事实描述】

20××年管理评审形成输出××项,但不能提供采取相应措施的记录。

【依据】

不符合《血站质量管理规范》12.10条款:"管理评审的结果及其相应措施须予以记录"。

【不合格程度】　一般不合格

【原因分析】

质管科不理解应及时记录管理评审输出形成的措施及实施情况。

【纠正措施】

1. 质管科组织学习《血站质量管理规范》监控和持续改进相关内容。

2. 质量管理科根据管理评审会议的分析、讨论结果,将形成的决议填写《改进计划/记录》,明确需改进项目的具体改进要求、责任部门、配合部门、计划完成日期、执行检查情况及检查人员签字等内容明确,并作为下次管理评审的输入项。

【纠正措施有效性验证】

1. 见到20××年××月××日质管科培训记录,培训内容:《血站质量管理规范》监控和持续改进相关内容。

2. 见到20××年管理评审输出《改进计划/记录》。

纠正措施有效。

案例 63

【场景】

在质控实验室,内审员检查仪器确认。

内审员:"你们有新进的仪器吗？可否看看你们的确认报告。"

科长:"有的,我们今年新进的一台半自动生化分析仪,这是确认计划和确认报告。"

内审员:"确认计划中的具体指标参数及其对应的仪器确认数据的原始资料有保留吗?"

科长:"没有,当时只是做了实验,结果与参数比对符合要求。"

【不合格事实描述】

质管科半自动生化分析仪的确认报告不能提供确认的数据,确认报告无授权人员的审核。

【依据】

不符合《血站质量管理规范》12.3 条款:"确认应按预定的计划进行。确认完成后应形成确认报告。确认报告应包括确认计划、确认的数据和确认的结论"。

【不合格程度】　一般不合格

【原因分析】

确认计划中没有进行明确的分工,确认前准备不够充分,未详细制定本次设备确认方案,确认计划审核不准确,未能保留确认计划中具体参数的支持材料,缺少相关人员的验证。

【纠正措施】

1. 质管科培训《确认程序》。

2. 质管科重新做生化分析仪的确认,保留确认的数据。

【纠正措施有效性验证】

1. 见到 20××年××月××日质管科培训记录,培训内容:《确认程序》(文件编号×××)。

2. 见到质管科 20××年××月××日重做的半自动生化分析仪确认计划和确认报告。确认报告有确认数据和授权人审核批准。

纠正措施有效。

案例 64

【场景】

在成分科,内审员查看《待检库不合格血液制品贴签及报废操作规程》(文件编号×××),其中 4.5 规定:不合格血液每月报废 1 次,时间为每月 1 日(HIV 检测不合格需留 15 天后报废)。实际操作也为每月 1 日报废 1 次。

【不合格事实描述】

不合格血液为每月 1 日报废一次。

【依据】

不符合《医疗废物管理条例》第十七条:"医疗卫生机构应当建立医疗废物的暂时贮存设施、设备,不得露天存放医疗废物;医疗废物暂时贮存的时间不得超过 2 天"。

【不合格程度】　一般不合格

【原因分析】

HIV 检测有反应性的标本送 CDC 做确证试验曾留取过血辫中的血样,将不合格血液暂存于不合格血液专用冰箱,由专人管理,每月统一报废。

【纠正措施】

1. 学习《医疗废物管理条例》,明确对不合格血液控制要求。

2. 修改《待检库不合格等血液制品贴签及报废操作规程》。

【纠正措施有效性验证】

1. 见到 20××年××月××日成分科培训记录,培训内容:《医疗废物管理条例》。

2. 见到修改后的《待检库不合格等血液制品贴签及报废操作规程》(文件编号×××),其中 4.5 条款改为:"不合格血液每天报废、每天处置。"

3. 见到 20××年××月共 30 天的血液报废申请表,按批报废血液,有申请人、审核人签名,有处理人与医疗废物管理人员的交接记录。

纠正措施有效。

案例 65

【场景】

内审员在××献血车检查。

内审员问工作人员："你们遇到多量、少量、凝块等不合格的血液时,如何在血袋上标识?"

工作人员："遇到不合格血液时,我们用红色记号笔在血袋标签上标识"。

内审员:"你们献血现场有红色记号笔吗?"

工作人员:"没有"。

【不合格事实描述】

血站《不合格品控制程序》(文件编号×××)5.3 条款规定:"采集不合格的血液需用红笔进行标识",但××献血车现场没有红笔。

【依据】

不符合《血站质量管理规范》中 12.4 条款:"建立和实施不合格品控制程序,确保能够及时发现、标识、隔离、评价和处置不符合要求的血液和物料,防止不合格品的非预期使用"。

【不合格程度】 一般不合格

【原因分析】

准备工作做得不到位。

【纠正措施】

对员工进行责任心教育,在各献血现场放置并使用红笔。

【纠正措施有效性验证】

1. 一周后内审员到 2 个献血车现场,对员工进行询问,员工知道不合格血液要用红笔标识。

2. 查看 2 个献血车现场,对不合格血液均用红笔进行了标识。

纠正措施有效。

案例 66

【场景】

在质量管理科,内审员查看20××年6月5日内审不合格项报告(记录编号××),不合格项验证关闭时间为8月15日,与文件要求5日内完成原因分析、纠正措施制定和实施不符。

【不合格事实描述】

《内部审核程序》(文件编号×××)4.9规定:"内审发现的不合格项应在5日内关闭"。查20××年××月××日内审不合格项报告(报告文件编号×××),报告填写时间为20××年6月5日,不合格项验证时间为20××年8月15日。

【依据】

不符合血站《内部审核程序》(文件编号×××)4.9条款:"内审发现的不合格项应在5日内关闭"。

【不合格程度】　一般不合格

【原因分析】

内审不合格项的原因分析、纠正措施制定和验证的时间通常都超过5天,文件规定不合理。

【纠正措施】

1. 更改血站《内部审核程序》,规定内审发现的不合格项应在1个月内关闭。

2. 对中层干部和内审员进行更新后的《内部审核程序》培训。

【纠正措施有效性验证】

1. 见到《内部审核程序》(文件编号×××)文件修改申请单,文件已更新。

2. 见到20××年××月××日中层干部和内审员培训记录,培训内容:更改后的《内部审核程序》(文件编号×××)。

纠正措施有效。

案例 67

【场景】

在质管科,内审员问工作人员:"净化台环境空气检测标准是什么?"

工作人员:"净化台环境空气检测要求为≤1 cfu/m³。"

【不合格事实描述】

查 20××年××月质管科《净化台环境空气检测记录》(记录编号××),净化室空气沉降菌合格标准为≤1 cfu/m³。

【依据】

不符合《××省血站感染管理规范(试行)》第三十三条规定:"工艺卫生标准Ⅰ类环境无菌间、超净台空气标准为≤10 cfu/m³"。

【不合格程度】 一般不合格

【原因分析】

《净化台环境空气检测记录》(记录编号××)净化台空气沉降菌标准数值搞错了。

【纠正措施】

1. 质管科培训《××省血站感染管理规范(试行)》。

2. 修改《净化台环境空气检测记录》,更正净化台空气标准为≤10 cfu/m³。

【纠正措施有效性验证】

1. 见到质管科 20××年××月××日培训记录,培训内容《××省血站感染管理规范(试行)》。

2. 见到修改后的《净化台环境空气检测记录》(记录编号××),记录上净化台空气标准已更正为≤10 cfu/m³。

纠正措施有效。

案例 68

【场景】

内审员在质管科查看 20××年血液制品质量检查结果,其中单采血小板每月抽检 4 袋,已连续 3 个月血小板计数项目合格率低于 75%。

内审员:"你们对血液制品质量抽检结果进行统计分析和偏差调查了吗?"

质检员:"我们对每个血液制品的合格率进行了统计,单采血小板的血小板计数质量检查合格率低于 75%。我们已将这个结果反馈给体采科,请体采科进行了原因分析和制定改进措施"。

内审员:"体采科采取的纠正措施你们会关注吗?怎么证明你们对偏差进行了调查?"

质检人员:"没有。"

【不合格事实描述】

质管科每月抽检单采血小板 4 袋进行质量检查，×月至×月连续 3 个月血小板计数项目合格率低于 75%，且不能提供对抽检结果进行偏差分析的证据及采取的纠正措施。

【依据】

不符合《血站质量管理规范》15.10 条款："建立和执行血液常规抽检程序，并对抽检结果进行统计分析和偏差调查，并采取纠正措施和预防措施"。

【不合格程度】　严重不合格

【原因分析】

质检员认为不合格的血液制品质检结果发给体采科，由体采科进行原因分析并采取纠正措施就可以了，没有进行进一步的偏差调查和跟踪验证。

【纠正措施】

1. 修改《血液质量抽检程序》(文件编号×××)，规定血液制品质量抽检出现功能性指标合格率低于 75%时，通知相关科室和质管科，由质管科开出不合格报告，由相关部门进行原因分析采取纠正措施，质管科再次抽样检查失控指标，并由质管科进行纠正措施的有效性验证。

2. 派质检人员到抽检结果统计分析和偏差调查做得好的血站学习。

3. 每个月对质检结果进行了统计分析和偏差调查。

【纠正措施有效性验证】

1. 见到质检人员 20××年××月××日去××血站学习后在科室的汇报记录。

2. 见到新修改的《血液质量抽检程序》(文件编号×××)，文件规定血液质检结果统计分析和偏差调查的方法及抽检项目合格率低于 75%时的处理流程。

3. 20××年××月开始，质管科每月对血液制品质量抽检结果进行统计分析和偏差调查。

纠正措施有效。

第十二节　献血服务

案例 69

【场景】

在体采科,内审员看到原本应置于采血区域的两张采血椅被放置在大门入口临近马路处。

内审员:"为何将采血椅放在此处?"

体采科主管:"为方便前来献血的热心市民,减少楼上楼下奔波,就把二楼的采血椅移到一楼大门入口处。"

【不合格事实描述】

××献血屋采血区域2张采血椅放置于大门入口且临近马路。

【依据】

不符合《血站质量管理规范》13.2条款:"献血场所应有充足的设施,布局合理,能满足献血工作和献血者以及员工的健康和安全要求"。

【不合格程度】　一般不合格。

【原因分析】

体采科采血区域在二楼,献血者上下楼梯不方便,工作人员将采血椅搬到一楼入口处,但未考虑到卫生安全、环境消毒和献血人员隐私保护等问题。

【纠正措施】

1. 体采科进行《血站质量管理规范》献血服务相关内容的培训。

2. ××献血屋调整采血位置。

【纠正措施有效性验证】

1. 见到20××年××月××日体采科培训记录,培训内容:《血站质量管理规范》献血服务相关内容。

2. 现场察看体采科,采血椅已经调至一楼献血大厅内。

纠正措施有效。

案例 70

【场景】

内审员在体采科查看《献血不良反应处置操作规程》(文件编号×××)，内容有献血不良反应的处理、记录和报告的要求，但没有献血不良反应预防、观察、评价和随访等方面的具体操作方法及要求等内容。

【不合格事实描述】

《献血不良反应处置操作规程》(文件编号×××)内容包括了献血不良反应的处理、记录和报告的要求，但未见预防、观察、评价和随访方面内容。

【依据】

不符合《血站质量管理规范》13.14 条款："应建立和实施献血不良反应的预防和处理程序，包括献血不良反应的预防、观察、处理、记录、报告、评价和随访，以正确处理和减少献血不良反应"。

【不合格程度】 一般不合格

【原因分析】

没有充分领会《血站质量管理规范》献血服务相关内容。

【纠正措施】

1. 体采科组织学习《血站质量管理规范》献血服务相关内容。

2. 修改《献血不良反应处置操作规程》。

【纠正措施有效性验证】

1. 见到 20××年××月××日体采科培训记录，培训内容：《血站质量管理规范》献血服务相关内容。

2. 见到《献血不良反应处置操作规程》(文件编号×××)文件更改记录，为现行有效版本，实施日期：20××年××月××日。

3. 见到体采科《献血不良反应处置操作规程》(文件编号×××)培训记录。

纠正措施有效。

案例 71

【场景】

在××献血车现场，内审员问："这个点一天能采集多少人？"

工作人员:"这个点不是每天都有人献血,一般一周开放一次,每次10人左右。"

内审员看到现场为献血者提供的是桶装水,容量为18.9升。

内审员:"这个水多长时间换一次?"

工作人员:"一桶用完再换另一桶。"

【不合格事实描述】

××献血车每周开放一次,每次采集10人左右,车上配备的18.9升容量桶装水,用完后才更换。使用时间过长。

【依据】

不符合《血站质量管理规范》13.2条款:"建立和实施献血场所管理程序,保证献血安全和血液质量。献血场所应有充足的设施,布局合理,能满足献血工作和献血者以及员工的健康和安全要求"。

【不合格程度】 一般不合格

【原因分析】

××献血车每周开放一次,桶装水用完才换,没有考虑到对献血者健康带来的不利影响。

【纠正措施】

献血车使用瓶装矿泉水替代桶装水。

【纠正措施有效性验证】

一周后到××献血车,见到现场提供瓶装矿泉水给献血者。

纠正措施有效。

案例 72

【场景】

内审员在献血车现场查看氧气瓶,其安全阀、压力监测合格证均在有效期内。

内审员:"氧气瓶如何使用?"

工作人员:"按说明书使用。"

内审员查看说明书,氧气瓶使用时需用到吸氧的鼻导管,但现场没有。

工作人员:"氧气瓶一般用不着,所以没配鼻导管。"

【不合格事实描述】

献血车上配备了氧气瓶,但未配备吸氧用的一次性导管。

【依据】

不符合《血站质量管理规范》13.2 条款:"应具有处理献血不良反应的设施和药品"。

【不合格程度】 一般不合格

【原因分析】

需要吸氧的严重献血不良反应没有遇到过,所以只配备了氧气瓶,但未考虑到配备一次性吸氧管。

【纠正措施】

每个献血场所都配备一次性吸氧管,列入《急救药品和物品清单》,定期检查其有效期。

【纠正措施有效性验证】

1. 体采科申领了 20 副一次性吸氧管配发到各献血点。

2. 抽查三个献血场所,都有配置一次性吸氧管,并列入更新后的《急救药品和物品清单》(记录编号××)。

纠正措施有效。

◉ 案例 73

【场景】

在××采储血点,内审员看到献血序列号××××的献血者献血时出现献血不良反应,但现场没有相关回访记录。

内审员:"今年发生过献血不良反应吗?"

工作人员:"发生过几例献血不良反应。"

内审员:"这些献血不良反应是如何处理的?做过跟踪和回访吗?能不能提供下记录?"

工作人员:"没有做记录。"

【不合格事实描述】

献血序列号××××的献血者在 20××年××月××日献血时出现献血不良反应,但现场没有相关回访记录。

【依据】

不符合《血站质量管理规范》13.14 条款:"应建立和实施献血不良反应的预防

和处理程序,包括献血不良反应的预防、观察、处理、记录、报告、评价和随访,以正确处理和减少献血不良反应"。

【不合格程度】　一般不合格

【原因分析】

血站《献血不良反应的预防和处理程序》(文件编号×××)规定:"献血者发生献血反应由现场医生进行处置,然后通知献血管理科进行回访"。由于采储血点未设置献血管理科,最终无人落实献血反应的回访。

【纠正措施】

1. 修改《献血不良反应的预防和处理程序》,规定采储血点体采科负责对发生献血不良反应的献血者进行回访。

2. 修改采储血点的《献血不良反应记录》,由体采科填写回访记录。

【纠正措施有效性验证】

1. 见到《献血不良反应的预防和处理程序》(文件编号×××)文件更改申请单,规定采储血点的体采科负责对各种献血不良反应进行回访。

2. 见到20××年××月××日体采科培训记录,培训内容:修改后的《献血不良反应的预防和处理程序》(文件编号×××)。

3. 一周后再到采储血点,由于近期没有献血者发生献血不良反应,现场询问体检医生知晓对献血不良反应的回访职责。

纠正措施有效。

案例74

【场景】

检查××采储血点时,现场发现在采集血液时,献血者手臂血管不明显,扎紧压脉带后寻找较长时间后才确定血管,后直接进行皮肤消毒、采血,献血者手臂已发紫。

【不合格事实描述】

××采储血点采集血液时,献血者手臂血管不明显,扎紧压脉带后寻找较长时间才确定血管,后直接消毒采血,献血者手臂已发紫。

【依据】

不符合《血站质量管理规范》13.6条款:"建立和实施血液采集管理程序,确保献血者安全和血液质量。"

【不合格程度】　一般不合格

【原因分析】

《血站技术操作规程》没有规定压脉带束臂时间不能过长,采血人员也不了解束臂时间过长会影响血液质量。

【纠正措施】

体采科培训:对于需要较长时间寻找血管的献血者,在确定血管后要及时松掉压脉带至肤色恢复正常,再扎紧压脉带消毒采血。

【纠正措施有效性验证】

见到20××年××月××日体采科培训记录,培训内容包括:对于需要较长时间寻找血管的献血者,在确定血管后应松掉压脉带至肤色恢复正常,再扎紧压脉带消毒、采血。

纠正措施有效。

案例 75

【场景】

在团体献血现场,内审员发现一名工作人员在留取复检标本过程中,左手从桌面上拿起试管架,右手将静脉穿刺针插入真空采血管,其他工作人员均单手留样。

【不合格事实描述】

团体献血现场,发现一名工作人员(工号××)标本留样双手操作。

【依据】

不符合《血站技术操作规程(2019 版)》2.15.4 条款:"如果使用不带旁路留样系统的采血袋,血液采集后将穿刺针插入真空采血管,留取血样。宜采用稳固、适宜的装置,留样过程避免手被针头刺伤。"

【不合格程度】　　一般不合格

【原因分析】

该名工作人员个人感觉这样做留样更稳,未能掌握相关要求。

【纠正措施】

1. 体采科当天在科室微信群通报该例情况,明确要求所有工作人员静脉穿刺针插入真空采血管时,应单手操作,避免针刺伤。

2. 体采科组织标本留取操作培训。

【纠正措施有效性验证】

1. 查见体采科微信群 20××月××日科室通告(附微信群截图)。

2. 查见 20××月××日培训记录(附复印件)。

3. 20××月××日抽查体采科采集现场,该名工作人员单手操作留样(附图片)。

案例 76

【场景】

××采储血点献血车现场,内审员发现已采集一袋血液,初筛区见 ALT 检测条,但未见硫酸铜比重液。

内审员:"献血者血液初筛的项目有哪些?"

工作人员:"血型、ALT、乳糜、血红蛋白等。"

内审员:"那今天献血者献血前,你使用什么方法检测血红蛋白的?"

工作人员:"今天没有。"

内审员:"为什么不做?"

工作人员:"因为今天这位献血者是中年男性,多次献血,身体强壮,脸色红润,我凭经验认为血红蛋白肯定合格,所以只做了转氨酶、血型和乳糜。"

【不合格事实描述】

在××采储血点献血车现场,看到献血序列号为××××的全血献血者,献血前未做血红蛋白检测。

【依据】

不符合《血站技术操作规程(2019 版)》1.8.1 条款:"在献血前采集献血者血液标本做检测。在采集血液标本前应核对献血者身份。检测项目包括血红蛋白(Hb),单采血小板献血者还应检测红细胞比容、血小板计数等项目。各地可以根据实际情况以及疾病流行情况,增加 ABO 血型、丙氨酸氨基转移酶(ALT)等检测项目。记录检测结果和结论并签名"。

【不合格程度】 严重不合格

【原因分析】

工作人员未按规范要求执行献血前血液检测。

【纠正措施】

1. 体采科组织开展献血者献血前检测相关内容培训。

2. 会议通报该不合格项,要求按规范执行献血前血液检测。

【纠正措施有效性验证】

1. 查见 20××年××月××日××采储血点体采科培训记录,内容包括《血站技术操作规程(2019 版)》献血前检测相关内容。

2. 查见 20××年××月××日××采储血点会议记录,通报该不合格项,要求按规范执行献血前血液检测。

纠正措施有效。

▶ 案例 77

【场景】

在××献血车上查阅前一天的《采血过程记录表》,记录显示献血反应一栏为 0。查信息系统中显示有一例献血序列号为××××的献血者当天发生了献血不良反应。

【不合格事实描述】

20××年××月××日,献血序列号为××××的献血者发生献血不良反应,《采血过程记录表》献血过程记录中献血反应一栏为 0。

【依据】

不符合《血站质量管理规范》13.14 条款:"应建立和实施献血不良反应的预防和处理程序,包括献血不良反应的预防、观察、处理、记录、报告、评价和随访,以正确处理和减少献血不良反应"。

【不合格程度】 一般不合格

【原因分析】

献血反应发生当天的工作人员责任心不强,未如实记录和认真核对。

【纠正措施】

1. 加强当班员工工作责任心教育。

2. 体采科培训《记录控制程序》(文件编号×××)和《献血不良反应的预防和处理程序》(文件编号×××)。

【纠正措施有效性验证】

1. 见到对该事件发生的原因分析及部门绩效考核处理记录。

2. 见到 20××年××月××日体采科培训记录,培训内容:《记录控制程序》(文件编号×××)和《献血不良反应的预防和处理程序》(文件编号×××)。

3. 一周后抽查 3 份相关献血反应记录,内容符合要求。

纠正措施有效。

案例 78

【场景】

20××年××月××日,内审员在站内献血现场查看采血过程,发现一名采血护士在采血前对血袋和血导管贴签,在采血结束后对留样标本管贴签。

【不合格事实描述】

20××年××月××日,采血护士(工号××)在采血过程中,采血前对血袋和血导管贴签,在采血结束后对留样标本管贴签。

【依据】

不符合《血站技术操作规程(2019版)》2.16.2条款:"宜在标本管与留样针/静脉穿刺针分离前完成标识,对采血袋和标本管贴签应当首先连续完成,不应中断"。

【不合格程度】 严重不合格

【原因分析】

采血人员没有按操作规程进行贴签。

【纠正措施】

1. 对采血护士(工号××)进行采血岗位理论知识和实际操作专题培训并进行考核。

2. 体采科培训,培训内容:《血站技术操作规程(2019版)》全血采集相关内容,并进行笔试。

【纠正措施有效性验证】

1. 见到采血护士(工号××)的培训记录,培训时间:2周,理论知识考试成绩××,实际操作考试成绩××。

2. 见到20××年××月××日体采科培训记录,培训内容:《血站技术操作规程(2019版)》全血采集相关内容,见到笔试成绩汇总。

3. 2周后内审员到现场查看工作人员采血留样过程,操作均符合要求。

纠正措施有效。

⊙ 案例 79

【场景】

在机采室,内审员看到工作人员正在对一位单采献血者进行血小板采集。

内审员:"你们对献血者进行血小板采集,如何评估献血者的血小板计数符合《献血者健康检查要求》?"

工作人员:"采集前我们使用血细胞计数仪检测献血者血小板计数,符合要求才可以采集"。

内审员:"你们如何判定检测结果的准确性?"

工作人员:"检测前要对仪器进行质控。"

内审员:"请出示一下今天质控数据。"

工作人员:"我把质控品从试剂冰箱取出时,由于温度过低需要室温平衡至少15分钟以上,献血者着急赶时间不想久等,所以就先对献血者进行检测,结果合格就进行采集了。并且昨天我们对仪器进行质控的结果很好,不会引起太大变化。"

【不合格事实描述】

在机采室审核时,现场看到献血序列号××××的单采献血者已经在捐献单采血小板,但用于检测献血者血常规的血细胞计数仪,当天没有进行室内质控。

【依据】

不符合《血站实验室质量管理规范》13.4 条款:"建立和实施与检测项目相适应的室内质量控制程序,以保证检验结果达到预期的质量标准"。

【不合格程度】 一般不合格

【原因分析】

机采室工作人员对血细胞计数仪使用前应进行室内质控,以保证检测结果准确性的认识不够,遇到献血者赶时间等情况就忽视了室内质控工作。

【纠正措施】

1. 立即用质控品对血细胞计数仪进行室内质控检测。

2. 对机采室工作人员进行血细胞计数仪操作和室内质控培训,强调只有室内质控结果符合要求才能对单采献血者血样进行检测。

3. 机采室初筛岗位工作人员每天提前 20 分钟到岗,做好质控品的室温平衡和室内质控检测工作。

【纠正措施有效性验证】

1. 见到审核当天(20××年××月××日)血细胞计数仪室内质控结果,结果在控。

2. 见到20××年××月××日机采室培训记录,培训内容:血细胞计数仪操作和室内质控。

纠正措施有效。

▶ 案例80

【场景】

内审员在体采科机采室看到一台××型号干式生化分析仪。

内审员:"你们平时怎么对仪器进行校准?"

工作人员:"我们每周2次使用检测中心的血清管对仪器进行校准。"

内审员查看《体采科操作规程》(文件编号×××)4.5规定:"××型号干式生化分析仪每天使用前,用检测中心血清管(40—50 U/L)进行校准。"

【不合格事实描述】

《体采科操作规程》(文件编号×××)4.5规定:"××型号干式生化分析仪每天使用前,用检测中心血清管(40—50 U/L)进行校准。"但××型号干式生化分析仪质控记录显示每周一、四进行校准。

【依据】

不符合《血站实验室质量管理规范》13.4条款:"建立和实施与检测项目相适应的室内质量控制程序,以保证检验结果达到预期的质量标准"。

【不合格程度】 一般不合格

【原因分析】

初筛工作人员对××型号干式生化分析仪操作规程不熟悉,造成实际操作与文件不符。

【纠正措施】

1. 对体采科员工进行××型号干式生化分析仪操作规程的培训。

2. ××型号干式生化分析仪在每天开机后、使用前做质控。

【纠正措施有效性验证】

1. 见到20××年××月××日体采科培训记录,培训内容:××型号干式生化分析仪操作规程。

2. 现场查看××型号干式生化分析仪质控记录,记录完整,结果在控,频次符合文件要求。

纠正措施有效。

案例 81

【场景】

在××献血点,内审员发现,献血序列号为××××的 5 ml 规格紫色标本管中,只有 3 ml 左右血液。

内审员:"你们在留取血液标本时,如何保证标本量符合要求?"

工作人员:"血液采集人员进行血液采集时要兼顾很多事情,为了缓解献血者的紧张情绪,减少献血不良反应发生,血液开始采集后我要同献血者交流,观察献血者。还要保证贴签正确,所以很难密切注意试管留样是否充足,我感觉留样时间差不多了,就把试管拔下。况且标本量少一点也不影响检测,实验室每次检测后试管中还剩有一定量标本呢。"

查阅血站《血液标本留取操作规程》(文件编号×××)4.2 条款:"留样后应检查留样量是否符合要求,如果发现留样量不足,应立即更换新的采血管重新留样"。

【不合格事实描述】

献血序列号××××的 5 ml 紫色标本管中,大约 3 ml 血液。

【依据】

不符合《血站实验室质量管理规范》12.2 条款:"应对标本采集前的准备、标本的标识、标本采集、登记和保存过程实施有效控制,确保标本质量"。

【不合格程度】 一般不合格

【原因分析】

采血护士在留样时顾此失彼,没有精确判断标本量。

【纠正措施】

加强采血护士留样的培训。

【纠正措施有效性验证】

1. 见到 20××年××月××日×××体采科培训记录,培训内容:《血液标本留取操作规程》(文件编号×××),以及如何观察标本管留样量达到要求。

2. 一周后到××献血点现场,观察采血人员留样操作过程,符合文件要求。

3. 一周后到实验室现场观察,体采科与实验室交接的标本量均符合要求。

纠正措施有效。

案例 82

【场景】
在××献血点,工作人员正在对献血者进行静脉穿刺,血袋放置在操作台上,留样袋自然垂下,位置低于血袋。

内审员:"穿刺时血袋为什么放在操作台上?"

工作人员:"血管穿刺完成后我就直接对着血袋贴签了。"

内审员:"你们在进行留取血液标本时,如何保证标本不被稀释?"

工作人员:"留取标本是从旁路留样袋中留取,确保标本不被稀释。"

【不合格事实描述】

工号××的采血护士在采集献血序列号××××的血液时,血袋放置在操作台上,留样袋位置低于血袋,由于重力作用血袋导管内的保养液回流到留样袋内,造成留样袋内血液被稀释。

【依据】

不符合《血站实验室质量管理规范》12.2条款:"应对标本采集前的准备、标本的标识、标本采集、登记和保存过程实施有效控制,确保标本质量"。

【不合格程度】　一般不合格

【原因分析】

工号××的采血护士没有认识到留样袋低于血袋,容易导致母袋导管内的抗凝剂流向留样袋,造成留样袋内血液稀释。

【纠正措施】

体采科培训,请检验科给采血护士讲解标本稀释对实验结果的影响和正确留样方法。

【纠正措施有效性验证】

1. 见到20××年××月××日体采科培训记录,培训内容:检验科长××讲解标本稀释对实验结果的影响及如何正确留样。

2. 内审一周后,内审员到现场观察采血护士留样,留样过程符合文件要求。

纠正措施有效。

> 案例 83

【场景】

内审员检查血液标本运输过程中,发现标本运输人员手里端着××献血点的血液标本试管架进入实验室。

内审员:"血液标本运输温度是多少?"

运输人员:"2~10 ℃。"

内审员:"你们如何保证标本运输过程维持在2~10 ℃?"

运输人员:"标本从献血点送到实验室在2小时内,这么短的时间温度变化应该不大吧。"

内审员:"标本放在试管架上从献血点直接运送至实验室安全吗?"

工作人员:"每个试管都有试管帽,盖得紧紧的,不会有什么事。"

【不合格事实描述】

××献血点的血液标本放在试管架上,由运输人员直接送入实验室。

【依据】

不符合《血站技术操作规程(2019版)》4.6.6.1条款:"标本应隔离密封包装,包装材料应满足防水、防破损、防外泄、保持温度、易于消毒处理。装箱时应保持标本管口向上";以及和4.6.6.3条款"标本应保持在2~10 ℃运输,应对运输过程的冷链效果进行确认并定期监测"。

【不合格程度】 严重不合格

【原因分析】

标本运输人员对标本质量和生物安全认识不够。

【纠正措施】

1. 体采科、总务科开展培训,培训内容:《血站技术操作规程(2019版)》血液标本包装与运输相关内容。

2. 修改《血液标本运送操作规程》,完善标本运输要求。

【纠正措施有效性验证】

1. 见到20××年××月××日体采科和总务科联合培训记录,内容:《血站技术操作规程(2019版)》血液标本包装与运输相关内容。

2. 见到修改后的《血液标本运送操作规程》(文件编号×××),规定了血液标本的运输要求。

3. 20××年××月××日,现场察看标本运输包装和运输温度符合要求。

纠正措施有效。

⊙ 案例 84

【场景】

在××献血点,内审员观察工作人员留取血液标本。

内审员:"如果用于核酸检测的留样管压力不足,造成标本量不够时你们是怎么处理的?"

工作人员:"我们操作规程上有规定,对于这种情况,需将试管盖打开后继续留取,确保标本量符合要求。"

内审员:"试管盖打开后有可能造成细菌污染的问题,你们是怎么控制的?"

工作人员:"这个我们也不太清楚,单位文件是这么规定的。"

【不合格事实描述】

在××献血点,内审员问工作人员在核酸检测的留样管压力不足,造成标本量不足时如何处理。工作人员说按照操作规程,将试管盖打开后继续留取标本到足量。但工作人员不清楚试管盖打开后有可能造成标本细菌污染的问题。

【依据】

不符合《血站实验室质量管理规范》12.2条款:"建立和实施标本采集程序,应对标本采集前的准备、标本的标识、标本采集、登记和保存过程实施有效控制,确保标本质量"。

【不合格程度】 一般不合格

【原因分析】

1. 采血人员对核酸检测标本无菌要求不熟悉,对打开标本管可能造成标本污染认识不足。

2.《血液标本采集与送检程序》未规定采样不足的处理流程。

【纠正措施】

1. 修改《血液标本采集与送检程序》,规定每根试管留样后,都要观察留样量是否符合要求,如留样量不足,立刻重新取一新试管留样。

2. 科内培训修订后的《血液标本采集与送检程序》。

【纠正措施有效性验证】

1. 见到修改后的《血液标本采集与送检程序》(文件编号×××),规定试管留样不足量后的处理流程。

2. 见到20××年××月××日体采科培训记录,培训内容:修订后的《血液标本采集与送检程序》(文件编号×××)。

3. 2周后到献血点,现场询问3位工作人员标本不足量的处理流程,回答均符合文件规定。

纠正措施有效。

▶ 案例85

【场景】

在献血服务科,内审员查看《献血者招募指南》(文件编号×××)。

内审员:"怎么没见低危人群的定义?"

科长:"我们认为有'低危人群'的字样就行了,就没有把定义的内容写进去。"

【不合格事实描述】

《献血者招募指南》(文件编号×××)没有对低危人群进行定义。

【依据】

不符合《××省采供血机构技术审查及执业验收标准》3.1.1.1.3条款:"定义低危人群"。

【不合格程度】 一般不合格

【原因分析】

献血服务科每一个工作人员都了解"低危人群"的定义,但没有把"低危人群"的定义写进文件里。

【纠正措施】

申请修改文件,添加低危人群的定义,并对部门人员进行培训。

【纠正措施有效性验证】

1. 见到修改后的《献血者招募指南》(文件编号×××)"3.术语"中定义了"低危人群"。

2. 见到20××年××月××日献血服务科培训记录,培训内容:修改后《献血者招募指南》(文件编号×××)。

纠正措施有效。

案例 86

【场景】

在××献血点,内审员看到一包已经折开的棉签和已开盖的皮肤消毒剂。

内审员:"这包棉签和皮肤消毒剂是今天刚使用的吗?"

科长:"棉签是今天打开的,皮肤消毒剂是两天前打开的。"

内审员:"棉签和皮肤消毒剂开启后是如何规定的?"

科长:"单位文件规定,棉签是 24 小时内使用,皮肤消毒剂是 1 周内使用。"

内审员:"你们是如何排班的?"

科长:"一天两班。"

内审员:"对棉签和皮肤消毒剂是如何交接的?"

科长:"这些不交接。"

内审员:"那如何保证棉签是 24 小时内使用,皮肤消毒剂是 1 周内使用?"

科长:"这个我们还没有注意到。"

【不合格事实描述】

血站《消毒管理制度》(文件编号×××)规定:使用中的皮肤消毒剂开瓶有效期 1 周,棉签开袋有效期 24 小时。但××献血点均未标注启用时间。

【依据】

不符合《血站技术操作规程(2019)》2.4.5 条款"消毒剂"中 2.4.5.3:"标明启用日期、启用后失效期并签名"。

【不合格程度】　一般不合格

【原因分析】

工作疏忽,没有及时标注。

【纠正措施】

1. 体采科培训《消毒管理制度》,再次强调皮肤消毒剂和一次性无菌棉签启用时,要标注启用日期和时间,定期更换。

【纠正措施有效性验证】

1. 见到 20××年××月××日体采科全员培训记录,培训内容:血站《消毒管理制度》(文件编号×××)。

2. 两周后内审员抽查看 4 个献血现场,皮肤消毒剂和一次性无菌棉签均标注启用日期和时间,且能定期更换。

纠正措施有效。

❯❯ 案例 87

【场景】

在体采科，内审员查看《试剂冰箱温度及维护保养记录》，发现试剂冰箱（设备编号×××）温度每4小时记录一次。

内审员："你们体采科值夜班吗?"

工作人员："不值夜班。"

内审员："那如何保证非工作时间冰箱温度4小时记录一次呢?"

工作人员："非工作时间的冰箱温度记录，是第二天补记的。"

【不合格事实描述】

体采科工作时间9:00—17:00，试剂冰箱（设备编号×××）的《试剂冰箱温度及维护保养记录》显示每4小时记录一次冰箱温度。

【依据】

不符合《血站管理办法》第二十八条："血站各业务岗位工作记录应当内容真实、项目完整、格式规范、字迹清楚、记录及时，有操作者签名"。

【不合格程度】 一般不合格

【原因分析】

献血屋不是24小时值班，下班时间的温度记录均为补记，规定无法实施。

【纠正措施】

20××年××月××日起，将编号为××的试剂冰箱纳入血站集中温度监控系统。

【纠正措施有效性验证】

20××年××月××日内审员在血站集中温度监控系统中看到设备编号××的冰箱，查看《试剂冰箱温度及维护保养记录》，冰箱温度每天记录2次。

纠正措施有效。

案例 88

【场景】

在××献血车现场,内审员看到有两台数字化智能采血仪,工作人员开机后,直接使用。

内审员:"这种采血仪,开机后需要校正吗?"

工作人员:"这是新买的进口采血仪,很稳定,不需要校正,只需每年强检就行了。"

内审员现场查看《采血仪使用操作细则》(文件编号×××)规定:数字化智能采血仪每月使用 500 g 砝码校正一次。

内审员:"车上有砝码吗?"

工作人员:"没有配备。"

【不合格事实描述】

《采血仪使用操作细则》(文件编号×××)4.5 条款规定:"数字化智能采血仪每月使用 500 g 砝码校正一次",但采血车上未配备砝码,且不能提供对采血秤进行每月一次校正的证据。

【依据】

不符合血站《采血仪使用操作细则》(文件编号×××)4.5 条款:"数字化智能采血仪每月使用 500 g 砝码校正一次"。

【不合格程度】 一般不合格

【原因分析】

工作人员认为采血仪性能稳定,质管科每半年对采血仪质量检查一次,每年还有计量所检定,忽视日常工作中定期校正。

【纠正措施】

1. 体采科组织学习《采血仪使用操作细则》。

2. 每个献血现场都配备一套计量检定合格的砝码,每月 1 日由每个献血场所的组长负责校正,保留校正的记录。

【纠正措施有效性验证】

1. 见到 20××年××月××日体采科《采血仪使用操作细则》(文件编号×××)培训记录。

2. 抽查×××、×××、×××三个献血场所,现场均配有计量检定合格的砝码,见到采血仪校正记录。

纠正措施有效。

案例 89

【场景】

内审员在××献血屋检查,发现现场未放置用于测定男性献血者血红蛋白的硫酸铜比重液,男性献血者献血前只进行血型和乙肝快速检测。

内审员:"献血前筛查项目有哪些?"

工作人员:"ABO 血型、乙肝表面抗原、血红蛋白。"

内审员:"为何不对男性献血者进行血红蛋白测定?"

工作人员:"男性献血者一般血红蛋白都合格,而且我们会观察献血者的脸色有没有贫血表象。另外仓库也没有给我们配备男性用硫酸铜比重液。"

【不合格事实描述】

××献血屋初筛工作区域没有用于测定男性献血者血红蛋白的硫酸铜比重液,未对男性献血者进行血红蛋白测定。

【依据】

不符合《血站技术操作规程(2019 版)》1.8.1 条款:"在献血前采集献血者血液标本做检测。在采集血液标本前应核对献血者身份。检测项目包括血红蛋白(Hb),单采血小板献血者还应检测红细胞比容、血小板计数等项目"。

【不合格程度】 严重不合格

【原因分析】

1. 对献血者献血前血液检测项目合规性要求不重视,错误认为男性献血人群血红蛋白正常比例高,通过观察脸色,可疑时再做筛查。

2. 献血屋从仓库领用的硫酸铜比重液没有男性的,未与仓库沟通。

【纠正措施】

1. 体采科加强对工作人员的培训,血红蛋白是献血者献血前必检项目。

2. 仓库清点硫酸铜比重液,只有单瓶女性用硫酸铜比重液的暂停使用,待配备相应男性用硫酸铜比重液后一同再发放、使用。

【纠正措施有效性验证】

1. 见到 20××年××月××日体采科会议记录,强调血红蛋白是献血者献血前必检项目。

2. 仓库于 20××年××月××日进行了清点,共清点出单瓶女性用硫酸铜比重液××瓶,已全部暂停发放。

3. 一周后抽查 2 个献血点,现场观察每位献血者献血前都做血红蛋白筛查。

纠正措施有效。

案例90

【场景】

在××献血点,现场采血人员正在对献血序列号××××的献血者进行穿刺部位消毒,工作人员用棉签蘸取碘伏对献血者手臂静脉穿刺部位消毒,共消毒2次,2次间隔时间约30秒。

内审员查看现场碘伏说明书,要求消毒液作用时间为2~3分钟,宜消毒2~3遍。同时工作现场和工作人员无相应计时器。

内审员查看血站《血液采集操作规程》(文件编号×××)规定:消毒液作用时间为1~3分钟或按消毒剂说明要求。

【不合格事实描述】

××献血点,采血人员对献血者穿刺部位进行皮肤消毒,共消毒2次,2次间隔时间约30秒。消毒剂作用时间未达消毒液说明书和《血液采集操作规程》(文件编号×××)要求。

【依据】

不符合消毒剂使用说明书和血站《血液采集操作规程》(文件编号×××)要求。

【不合格程度】 一般不合格

【原因分析】

工作人员未严格执行相关操作规程,工作现场未配备相应的计时器。

【纠正措施】

1. 对工作人员进行《血液采集操作规程》培训。

2. 在工作现场配备计时器。

【纠正措施有效性验证】

1. 见到20××年××月××日体采科培训记录,培训内容:《血液采集操作规程》(文件编号×××),有培训课件、人员签到、培训评估、试卷及有效性评价等。

2. 20××年××月××日内审员在现场验证时,发现该工作现场已配备电子钟,同时给每位采血人员配备了怀表。

纠正措施有效。

案例91

【场景】

内审员在××献血车上检查时发现,正在使用的硫酸铜比重液,其适用温度为20℃±2℃。现在是6月份,当时车上实际温度显示28℃。工作人员说今年以来一直使用这种温度范围的硫酸铜比重液。

【不合格事实描述】

6月××日,××献血车正在使用的硫酸铜比重液,其标识的适用温度为20℃±2℃,献血车当时室温为28℃。

【依据】

不符《血站技术操作规程(2019版)》附录A.2.6:"硫酸铜溶液比重随温度变化而变化,温度每上升2℃,比重下降0.0005。在配制和使用时应注意这一特性"。

【不合格程度】 一般不合格

【原因分析】

献血车上硫酸铜溶液比重随温度变化而变化,对其适用条件未重视。

【纠正措施】

1. 体采科工作人员进行《献血者健康检查要求》培训。

2. 为献血现场配备适宜温度的硫酸铜比重液。

【纠正措施有效性验证】

1. 见到20××年××月××日体采科培训记录,培训内容:GB18467—2011《献血者健康检查要求》。

2. 献血现场更换为适宜温度为26℃±2℃的硫酸铜比重液。

纠正措施有效。

❯ 案例 92

【场景】

在体采科机采室,内审员发现《机采血小板记录表》(文件编号×××)上有部分血小板容量记录为 230～245 ml 之间。

内审员:"根据 GB18469—2012《全血及成分血质量要求》,保存期为 5 天的单采血小板容量要求为 250～300 ml,保存期为 24 小时的单采血小板容量要求为 125～200 ml,为什么你们单采血小板采集量不在这个范围内?"

工作人员:"我们是根据献血者采前血小板计数和红细胞压积,输入参数到单采仪器中,仪器自动计算完成采集,最后容量是多少我们就记录多少,只要血小板含量达到 $2.5×10^{11}$/人就行了。"

【不合格事实描述】

现场查看献血序列号为××××单采血小板容量 230 ml,献血序列号为××××单采血小板容量 245 ml。

【依据】

不符合 GB18469—2012《全血及成分血质量要求》表 11 单采血小板质量控制项目和要求:"储存期为 5 d 的单采血小板容量:250～300 ml"。

【不合格程度】 一般不合格

【原因分析】

单采人员对单采血小板的容量要求不熟悉,单采程序设置不符合《全血及成分血质量要求》。

【纠正措施】

1. 对单采人员进行 GB18469—2012《全血及成分血质量要求》培训。

2. 调整血细胞分离机单采血小板采集参数。

【纠正措施有效性验证】

1. 见到 20××年××月××日体采科机采室培训记录,培训内容:GB18469—2012《全血及成分血质量要求》。

2. 查看血细胞分离机单采血小板采集参数,1 个治疗量血小板采集量 250 ml。

纠正措施有效。

第十三节　血液检测

案例 93

【场景】

　　内审员对检验科文件评审时,发现文件没有对血液检测结果判定规则进行规定。询问检验科科长,科长解释说按试剂说明书判定,没有在文件中规定。

【不合格事实描述】

检验科现行文件中没有规定血液检测结论的判定规则。

【依据】

不符合《血站实验室质量管理规范》14.1条款:"建立和实施检测报告签发的管理程序,对检测报告的责任人及其职责、检测结果分析、检测结论判定标准和检测报告的时间、方式和内容等做出明确规定"。

【不合格程度】　一般不合格

【原因分析】

检验科将检测结论判定规则编入实验室信息系统,但没有在文件中规定。

【纠正措施】

1. 学习《血站实验室质量管理规范》《血站技术操作规程(2019版)》相关内容。

2. 将血液检测结论判定规则在《血液检测控制程序》进行描述。

【纠正措施有效性验证】

1. 见到《血液检测控制程序》(文件编号×××)的文件更改记录,文件包括了检测结论判定的内容。

2. 见到20××年××月××日检验科培训记录,培训内容:《血站实验室质量管理规范》《血站技术操作规程(2019版)》和更改后的《血液检测控制程序》(文件编号×××)。

　　纠正措施有效。

》案例 94

【场景】

内审员审核检验科时,发现核酸质控品确认未做性能验证。

工作人员:"我们采购的核酸质控品是商品性质的质控品,不会有问题。"

【不合格事实描述】

检验科不能提供核酸检测室内质控品(批号×××)常规使用前的确认证据。

【依据】

不符合《血站实验室质量管理规范》13.4 条款:"建立和实施与检测项目相适应的室内质量控制程序,以保证检验结果达到预期的质量标准,应包括:质控品常规使用前的确认"。

【不合格程度】　一般不合格

【原因分析】

文件没有规定核酸检测室内质控品要做使用前的确认。

【纠正措施】

1. 学习《血站实验室质量管理规范》《血站技术操作规程(2019 版)》相关内容。

2. 修改《血液检测控制程序》,增加核酸检测质控品常规使用前的确认要求、确认方法和接收准则。

【纠正措施有效性验证】

1. 见到 20××年××月××日检验科培训记录,培训内容:《血站实验室质量管理规范》《血站技术操作规程(2019 版)》血液检测室内质控品控制的相关内容。

2. 见到《血液检测控制程序》(文件编号×××)文件更改申请表,增加了核酸检测质控品的常规使用前确认要求、确认方法和接收准则等。

纠正措施有效。

案例 95

【场景】

内审员在查看检验科血液检测报告时,发现有一份血液检测原始记录无检测者、复核者、审核者的签名。

内审员:"为什么这份检测原始记录没有检测者、复核者、检测报告者的签名?"

检验科主任:"这一份是本站职工年度健康体检,为便于检测仪器加样,本站职工标本与部分献血者标本放在一起进行检测,归档时直接从检测中心系统中调出报告,未能及时请相关人员确认签字。"

【不合格事实描述】

20××年度本站职工经血传染性指标检测原始记录无检测者、复核者、审核者签名。

【依据】

不符合《血站实验室质量管理规范》14.1.4 条款:"检测报告应完整、明晰。检测报告至少应包括检测实验室名称、标本信息、标本送检日期、检测项目、检测日期、检测方法、检测结果、检测结论、检测者、复核者和检测报告者的签名和日期"。

【不合格程度】 一般不合格

【原因分析】

本站职工经血传染性指标检测结果在归档时,直接从检测中心系统中调出电子数据后打印,没有让检测者、复核者和检测报告者签名。

【纠正措施】

1. 学习《血站实验室质量管理规范》相关内容。

2. 对原始检测报告请检测者、复核者和检测报告者签名。

【纠正措施有效性验证】

1. 见到 20××年××月××日检验科培训记录,培训内容:《血站实验室质量管理规范》检验后过程管理的相关内容。

2. 复查 20××年职工经血传染性指标检测报告,检测者、复核者和检测报告者的签名、日期完备。

3. 检查近 3 年职工经血传染性指标检测报告符合《血站实验室质量管理规范》要求。

纠正措施有效。

> ⊙ 案例96

【场景】

内审员在检验科查看血液标本接受记录时，未发现有不符合要求标本的处理记录。

内审员："在接受标本过程中，有没有遇到过不符合要求的标本？如果遇到是如何处理？"

检验科科长："我们碰到过不合格标本，但概率很低，一经遇到会及时处理，但没有记录。"

查看血站《标本管理程序》(文件编号×××)4.5 规定："标本接收时应检查标本的质量，对不符合要求的标本应退回标本采集部门，并采取相应的措施，做好记录。"

【不合格事实描述】

《标本管理程序》(文件编号×××)4.5 规定："标本接收时应检查标本的质量，对不符合要求的标本应退回标本采集部门，并采取相应的措施，做好记录。"检验科不能提供对不合格标本的处理记录。

【依据】

不符合《血站实验室质量管理规范》12.4 条款："建立和实施标本接收和处理程序，应包括标本的质量要求、标本的接收时间和质量检查，标本标识和标本信息的核对，标本的登记，标本的处理，以及拒收标本的理由和回告方式。建立标本接收和处理记录"。

【不合格程度】 一般不合格

【原因分析】

对标本接收时发现的不合格标本，有做相应的处理，但没有记录。

【纠正措施】

1. 对检验科和体采科员工再次进行《标本管理程序》(文件编号×××)的培训。

2. 加强对不合格标本处理的记录。

【纠正措施有效性验证】

1. 见到20××年××月××日检验科和体采科联合培训记录。培训内容：《标本管理程序》(文件编号×××)。

2. 见到不合格标本处理记录表格(记录编号××)。由于近期未发现不合格标本,没有填写,有待进一步关注。

纠正措施有效。

案例 97

【场景】

在血站检验科。

内审员:"实验室检测的所有项目均开展室内质控检测吗?"

检验科主任:"现阶段血型项目没有开展室内质控检测,其他项目均开展了室内质控检测。"

【不合格事实描述】

检验科用血型仪检测血型,但没有开展血型项目室内质控。

【依据】

不符合《血站实验室质量管理规范》13.4 条款:"建立和实施与检测项目相适应的室内质量控制程序,以保证检验结果达到预期的质量标准"。

【不合格程度】　一般不合格

【原因分析】

检验科没有购买血型室内质控品,没有开展血型项目的室内质控。

【纠正措施】

1. 检验科申请购买商品化血型室内质控品,开展血型项目室内质控。

2. 修改《实验室室内质量控制程序》,增加血型项目室内质控内容。

3. 拟于 20××年××月××日起开展血型项目室内质控。

【纠正措施有效性验证】

1. 见到检验科培训记录,培训内容:修改后的《实验室室内质量控制程序》(文件编号×××)。

2. 见到血型室内质控的确认计划和确认报告,包括血型室内质控品和血型室内质控过程的确认。

3. 查看 20××年××月××日血液检测记录,有血型检测项目室内质控结果,结果符合《实验室室内质量控制程序》(文件编号×××)判定要求。

纠正措施有效。

案例 98

【场景】

在检验科,内审员查看20××年××月××日临检中心室间质量评价反馈报告,其中 ALT 项目质控结果负偏倚。

内审员:"针对 ALT 项目质控结果负偏倚,检验科采取了哪些措施?"

检验科科长:"我们对室间质评结果进行了分析,认真对比色杯进行了清洁,更换了试剂批号。"

内审员:"请把你们的定标记录给我看看。"

科长:"现阶段还没购买到定标液,因此还未做。"

【不合格事实描述】

20××年××月××日临检中心室间质评结果反馈检验科 ALT 项目质控结果负偏倚,检验科制定的纠正措施为重新定标、定期清洁比色杯、更换试剂批号和质控品批号。但不能提供 ALT 定标的证据。

【依据】

不符合《血站实验室质量管理规范》15.3 条款:"参加卫生部指定的实验室质量考评,建立和实施相关程序。以日常检测相同的方式对质量考评的样品进行检测和判定。应全面分析质量考评结果和实验室所存在的差距,并制定和实施改进计划"。

【不合格程度】 一般不合格

【原因分析】

室间质评 ALT 出现的负偏倚考虑应为全自动生化分析仪、试剂和质控品的系统误差造成的,对比色杯进行了清洁,更换了试剂批号,但没有重新定标。

【纠正措施】

1. 评估出现 ALT 负偏倚的时间段内已发布的 ALT 检测结果的有效性。

2. 联系生产厂家对全自动生化分析仪进行保养并重新定标。

3. 规定 ALT 重新定标的几种情况。

4. 由专人关注 ALT 室内质控结果。

5. 检查检验科所有检测项目的室内质控结果。

【纠正措施有效性验证】

1. 20××年××月××日检验科对 ALT 负偏倚的时间段(20××年××月××日—20××年××月××日)发布的 ALT 检测结果的有效性进行评估,认为

ALT 负偏倚不会影响血液安全。

2. 见到全自动生化分析仪生产厂家 20××年××月××日的维护保养记录和定标记录。

3. 见到修改后的《ALT 检测标准操作规程》(文件编号×××),规定了 ALT 检测项目需要重新定标的几种情况。

4. 20××年××月××日检查了检验科所有检测项目室内质控的文件和室内质控的方法,符合要求。

纠正措施有效。

⟩ 案例 99

【场景】

在检验科,内审员看《献血者标本交接记录》(记录编号××)。

内审员:"有没有血液标本从献血点到暂存库、从暂存库到待检库等的交接记录。"

检验科科长:"有,我们所有的交接都记录在《献血者标本交接记录》这张表上。"

内审员发现《献血者标本交接记录》交接记录只有日期。

查检验科文件规定:用于核酸检测的血液标本 4 小时内离心,但交接记录时间未精确到小时和分钟,无法确定是否在规定的时限内完成标本交接和离心。

【不合格事实描述】

查阅 20××年××月××日《献血者标本交接记录》(记录编号××),血液标本交接记录只有交接日期,无具体交接时间。

【依据】

不符合《血站实验室质量管理规范》12.4 条款:"建立和实施标本接收和处理程序,应包括标本的质量要求、标本的接收时间和质量检查,标本标识和标本信息的核对,标本的登记,标本的处理,以及拒收标本的理由和回告方式。建立标本接收和处理记录"。

【不合格程度】　一般不合格

【原因分析】

记录上只填写了血液标本交接的日期,未精确到小时和分钟,没有意识到精确时间对血液标本质量的重要性。

【纠正措施】

修改《献血者标本交接记录》，记录覆盖标本从采集到接收全过程，标本交接时间精确到分钟。

【纠正措施有效性验证】

1. 见到改版后的《献血者标本交接记录》（记录编号××），表单中标本的交接时间精确到分钟。

2. 现场查看《献血者标本交接记录》（记录编号××），填写规范。

纠正措施有效。

案例 100

【场景】

内审员在检验科查阅核酸项目室间质评结果时发现，20××年××月××日核酸检测室间质评报告中，标本 D 在 A 核酸检测系统的 HBV-DNA 项目结果为无反应性，在 B 核酸检测系统的检测结果为有反应性。未见原因分析及采取的措施。

【不合格事实描述】

20××年××月××日核酸检测室间质评结果报告显示：检验科 HBV-DNA 项目，在 A 核酸检测系统结果为无反应性，B 核酸检测系统结果为有反应性。检验科未提供 A 核酸检测系统未检出的原因分析及采取措施。

【依据】

不符合《血站实验室质量管理规范》15.3 的条款："应全面分析质量考评结果和实验室所存在的差距，并制定和实施改进计划"；以及 15.4 条款"质量考评的结果应符合规定的标准。应建立实验室负责人对质量考评结果实施监控的机制，并评价相应纠正措施的成效"。

【不合格程度】　严重不合格

【原因分析】

收到核酸项目室间质评结果反馈后，检验科不知道怎样进行原因分析并采取纠正措施。

【纠正措施】

1. 暂停使用 A 核酸检测系统。

2. 与 A 核酸检测系统厂家联系，反馈信息，要求配合查找原因。

3. 再次确认 A 核酸检测系统，必要时进行分析灵敏度验证。

【纠正措施有效性验证】

1. 见到20××年××月××日××核酸检测系统厂家服务记录,内容为核酸检测系统调试。调试后,检验科用弱阳性质控品在 A 和 B 两套核酸检测系统同时检测,结果一致。

2. 检验科对室间质评结果分析认为:标本 D 在 A 核酸检测系统中 HBV - DNA 项目未检出,是因为核酸检测实验本身的局限性造成的,对已发布的检测结果没有影响。

纠正措施有效。

案例 101

【场景】

内审员在检验科查看血液标本处理情况,见20××年××月××日检验科《标本交接记录》(记录编号××)中,献血序列号××××未留核酸标本,也没有后续处理记录。

检验科科长:"我们规定在没留核酸标本的情况下使用导管血进行检测,并反馈给体采科,就是未记录。"

内审员:"每年不合要求的标本有多少?原因都有哪些?"

检验科科长:"一般为血液留样不足,试管血未留。由于不可能再重新留样,因此能检测的我们就检测了,体采科有统计。"

内审员:"你们对采集人员进行培训吗?告诉他们不合格标本的情况吗?"

检验科科长:"培训的,每种情况都说了。"

体采科科长:"我们对检验科反馈的标本不合格情况,均对当事人进行了批评、教育,年底进行统计。"

【不合格事实描述】

20××年××月××日检验科《标本交接记录》(记录编号××),显示献血序列号××××未留核酸标本,也没有后续处理记录。

【依据】

不符合《血站实验室质量管理规范》12.4 条款:"建立和实施标本接收和处理程序,应包括标本的质量要求、标本的接收时间和质量检查,标本标识和标本信息的核对,标本的登记,标本的处理,以及拒收标本的理由和回告方式。建立标本接收和处理记录"。

【不合格程度】 一般不合格

【原因分析】

采血人员漏留了献血序列号为××××的核酸血液标本,检验科从血袋上取导管血样进行检测,但没有记录对不合格血液标本的处置记录。

【纠正措施】

1. 修订《标本接收和处理程序》,规定不合格血液标本的处置职责和方法,建立不合格血液标本处置评估记录。

2. 对采血护士进行不合格血液标本处置方法的培训。

【纠正措施有效性验证】

1. 见到修改后的《标本接收和处理程序》(文件编号×××)的文件更改记录,文件规定了对不合格标本的处置职责和方法。见到检验科、体采科对更改后文件的培训记录。

2. 建立了《不合格标本处置评估记录》(记录编号××)。

纠正措施有效。

》案例 102

【场景】

内审员在检验科核酸实验室检查,发现工作现场存有含有效氯8%的次氯酸钠溶液,没有按照危险化学品实施管理。

【不合格事实描述】

检验科核酸实验室未将含8%有效氯的次氯酸钠溶液列入危险化学品管理。

【依据】

不符合《血站实验室质量管理规范》5.7条款:"对于易燃、易爆、剧毒和有腐蚀性等危品,应有安全可靠的存放场所。库存量及库存条件应符合相关规定,并对储存危险化学品编制化学品安全数据简表(MSDS)"。《危险化学品目录(2015版)》中包括次氯酸钠溶液(含有效氯>5%)。

【不合格程度】　一般不合格

【原因分析】

检验科不知道含有效氯8%的次氯酸钠溶液属于危险化学品,未按危险化学品进行管理。

【纠正措施】

1. 核酸实验室用含有效氯 5% 的次氯酸钠溶液消毒也能满足要求,拟改用含有效氯 5% 的次氯酸钠溶液。

2. 目前库存的含有效氯 8% 的次氯酸钠溶液交专业危险化学品处置公司处置。

【纠正措施有效性验证】

1. 见到检验科含有效氯 8% 的次氯酸钠溶液×桶已移交给××危险化学品处置公司的危化品交接单。

2. 见到检验科修改后的《消毒液配置操作细则》(文件编号×××),核酸实验室消毒采用含有效氯 5% 的次氯酸钠溶液。

3. 20××年××月××日再次到检验科核酸实验室现场查看,使用的是××公司生产的含有效氯 5% 的次氯酸钠溶液。

纠正措施有效。

> **案例 103**

【场景】

在中心检验科,内审员问工作人员全自动酶免系统在检测时发生故障如何操作。

工作人员:"发生故障后我们用手工法继续检测。"

内审员:"具体是如何操作的?能不能提供下记录。"

工作人员提供了检测报告,其中对全自动酶免系统故障有描述,但没有手工检测操作流程记录。

【不合格事实描述】

20××年××月××日,设备编号×××全自动酶免分析系统发生故障,当天检测改用手工法,但不能提供手工法检测的流程记录。

【依据】

不符合《血站技术操作规程(2019 版)》4.8.1.6 条款:"自动化检测设备运行时,如果需要人工辅助或干预,应对实施人工辅助或干预的人员、人工辅助或干预的时间和内容、与自动化检测设备运行的衔接等进行记录";以及 4.8.1.7 条款:"如果是采用手工操作进行标本和试剂加样,应完整记录每一加样和操作步骤"。

【不合格程度】 一般不合格

【原因分析】

全自动酶免分析系统检测故障后,工作人员改为手工操作,记录在最终报告审核签发记录上,没有建立专门的流程记录,记录不完整。

【纠正措施】

1. 增加记录表单《中心实验室酶免手工操作记录》(记录编号××)。

2. 补充手工检测操作规程。

【纠正措施有效性验证】

1. 见到新增《中心实验室酶免手工操作记录》(记录编号××)和修改后的《血液检测操作规程》(文件编号×××)。

2. 见到20××年××月××日检验科培训记录,培训内容:《中心实验室酶免手工操作记录》;以及修改后的《血液检测操作规程》(文件编号×××)。

纠正措施有效。

⟫ 案例 104

【场景】

内审员在审核核酸实验室现场时发现,工作人员将扩增检测区用剩的试剂拿回到标本处理区的冰箱中保存。

内审员:"扩增区的试剂可以返回标本处理区吗?"

工作人员:"就这一点用剩的试剂返回标本处理区应该不会造成污染吧。"

内审员:"如发生实验室污染,你们能够及时发现吗?"

工作人员:"我们定期对核酸实验室进行空气、物体表面病毒监控。"

【不合格事实描述】

20××年××月××日,工号××的检验人员将核酸实验室扩增检测区用剩的试剂拿回到标本处理区的冰箱中保存。

【依据】

不符合《血站技术操作规程(2019版)》4.8.2.2条款:"应有防止实验室核酸扩增产物污染和交叉污染的措施。严格执行实验室分区制度;各区域只用于特定的操作,不得从事其他工作;各区域的试剂、仪器、设备及各种物品包括试验记录、标记笔等均为该区专用,不得交叉使用"。

【不合格程度】 一般不合格

【原因分析】

实验室工作人员对核酸实验室污染的预防认识不够。

【纠正措施】

开展科室培训。培训内容：血站文件《核酸检测实验室的设置和管理》。

【纠正措施有效性验证】

见到20××年××月××日检验科培训记录，培训内容：血站文件《核酸检测实验室的设置和管理》（文件编号×××）。

纠正措施有效。

案例 105

【场景】

在检验科实验室，内审员看到工作人员正在用 STAR 进行标本加样。

内审员："你们是如何控制实验室的温湿度？"

工作人员："我们有空调、加湿器、除湿器。"

内审员："现在你对环境温湿度进行控制了吗？"

工作人员："我先把标本加上，马上就开启空调和加湿器。"

内审员："现在这种环境条件能进行实验吗？"

工作人员："我还没有发现温湿度对实验结果有明显的影响，现在的温湿度分别是 17 ℃和 26％，所以晚开一会空调、加湿器影响不大。"

内审员："有实验环境温湿度的记录吗？"

工作人员："有，但我还没有记录。"

【不合格事实描述】

20××年××月××日，血液检验实验室工号××工作人员已经开始实验室检测，但现场没有开空调等温湿度控制设备，也没有记录实验室环境温湿度。

【依据】

不符合《血站实验室质量管理规范》5.3 条款："实验室应保持卫生和整洁，有保证环境温度和湿度的设施，持续监控并记录环境条件"。

【不合格程度】 一般不合格

【原因分析】

实验室工作人员没有充分认识到温湿度对试剂、仪器及实验结果的影响。

【纠正措施】

1. 开展科室培训，培训内容：实验室环境温湿度控制相关知识。强调环境温湿度符合要求才能开展检测工作。

2. 实验室安排一位工作人员提前 20 分钟到岗，做好环境温湿度的控制工作并记录。

【纠正措施有效性验证】

1. 见到20××年××月××日检验科培训记录。

2. 审核一周后，内审员再次来到实验室，见到《实验室环境温湿度记录表》（记录编号××），查看实验室温湿度均符合要求。当天实验室温度为25℃，湿度50％。

　　纠正措施有效。

❯ 案例 106

【场景】

在检验科实验室，内审员看到工作人员正在从FAME非正常出微板位置拿走微板。

内审员问："实验完成了吗？"

工作人员："由于FAME注液针堵塞，在洗板这一步FAME终止了实验。"

内审员："之前FAME也有过类似情况吗？"

工作人员："FAME出现注液针堵塞是最常见的故障。"

待实验完成后，内审员查看《实验室人工辅助或干预记录》（记录编号××），没有本次手工操作的记录。

内审员："在设备运行出错需要人工辅助或干预时有记录吗？"

工作人员："设备运行中出错，实验中断，无论是转为手工还是再次使用FAME继续实验，我们都要确保试验步骤、时间的连续性，我们既要继续进行中断微板的实验，还要及时对FAME进行相关故障处理，避免其他微板因该故障再次中断。所以事后再进行记录。"

【不合格事实描述】

实验室FAME系统（设备编号×××）20××年××月××日××时××分出现注液针堵塞，工号××的工作人员进行手工操作。跟踪审核，实验室工作人员没有填写《实验室人工辅助或干预记录》（记录编号××）。

【依据】

不符合《血站技术操作规程（2019版）》4.3.5条款："在试验过程中自动化检测设备出现故障需要进行手工操作时，应注意自动化设备操作和手工操作的衔接及其对结果的影响。应记录手工操作步骤和操作者"。

【不合格程度】 一般不合格

【原因分析】

工作人员疏忽，漏记了。

【纠正措施】

1. 对本次 FAME 实验中断采取的手工操作进行记录。

2. 检验科科室培训，培训内容：实验设备出现故障导致实验中断的处理措施、设备故障记录和实验中断后的记录。

【纠正措施有效性验证】

1. 一周后内审员再次来到实验室，见到 20××年××月××日的《实验室人工辅助或干预记录》(记录编号××)中记录了 FAME 注液针堵塞及实验的中断情况，包括中断时间、后续处理措施、处理步骤等。

2. 见到 20××年××月××日检验科培训记录，培训内容：实验设备出现故障导致实验中断的处理措施、设备故障记录和实验中断后的记录等相关内容。

纠正措施有效。

案例 107

【场景】

在检验科实验室，内审员请工作人员提供实验室信息系统(LIS)应急预案。

工作人员："我们实验室到目前为止暂时还未出现 LIS 瘫痪的情况，只出现过交换机故障、网线水晶头损坏之类的故障，我们找信息科人员排查一下就解决了。"

内审员："出现类似问题时，工作人员都知道联系信息科人员解决吗？"

工作人员："大部分人员都知道。"

内审员："出现类似问题有记录吗？"

工作人员："出现此类问题，我们联系信息科工作人员，信息科工作人员到实验室把问题解决就可以了，没有记录。"

【不合格事实描述】

实验室不能提供 LIS 意外事件应急预案。

【依据】

不符合《血站实验室质量管理规范》9.4 条款："应建立和实施血液检测计算机管理系统发生意外事件的应急预案和恢复程序，确保血液检测正常进行"。

【不合格程度】 一般不合格

【原因分析】

未建立 LIS 意外事件的应急预案。

【纠正措施】

1. 检验科会同信息科共同制定 LIS 意外事件应急预案。

2. 对应急预案实施培训和演练。

【纠正措施有效性验证】

1. 一个月后内审员再次来到实验室,见到 20××年××月××日制定并实施的《LIS 意外事件应急预案》(文件编号××)。

2. 见到 20××年××月××日检验科、信息科培训记录,培训内容:《实验室 LIS 意外事件应急预案》(文件编号××)。

3. 见到 20××年××月××日实验室 LIS 应急演练计划、演练脚本和记录。

纠正措施有效。

案例 108

【场景】

内审员在检验科,请工作人员提供检测试剂抽检与放行记录。工作人员提供了 2 份质量抽检记录:①20××年××月××日,检验科对 ABO 反定型试剂进行质量抽检,厂家×××,批号×××。②20××年××月××日,检验科对 ALT 试剂进行质量抽检,厂家×××,批号×××。但上述两批试剂无总务部门试剂订购、验货、隔离、放行,以及审批记录。

内审员:"试剂为关键物料,为何没有相关部门的验货、隔离、审批、放行记录?"

检验科:"血型试剂及 ALT 试剂为检验科专用,进货等都由本科室进行。"

【不合格事实描述】

检验科使用的×××厂家、×××批号的 ABO 反定型试剂和×××厂家、×××批号的 ALT 试剂,检验科进行了质量抽检,但不能提供订购、采购、验收及审核批准记录。

【依据】

不符合《血站技术操作规程(2019 版)》4.4.6.2 条款:"应建立和保存试剂采购验收、质量检查和审核批准的记录"。

【不合格程度】 一般不合格

【原因分析】

1. 检验科认为对血液检测试剂进行质量抽检检查完成后就可以用于血液检测了。

2. 检测试剂的采购及验收流程不够合理。

【纠正措施】

检验科根据血站相关制度及国家相关规范要求,对用于血液检测试剂按照相关流程进行进货、验收与隔离、审批、放行。

【有效性验证】

1. 见到20××年××月××日质量专题会议记录,参加部门:质量负责人、检验科、总务科、质管科,主题:血液检测试剂采购、验收、质量抽检、审核批准的流程梳理。

2. 建立新的《血液试剂验收与批准流程》(文件编号×××),并对采购、仓库、检验、质管人员进行培训。

3. 20××年××月××日,查看新进的×××厂家×××批号 ALT 试剂验收与批准记录,符合流程设计,经授权人员批准签字后用于血液检测。

纠正措施有效。

案例 109

【场景】

在检验科实验室,内审员查看《检测试剂确认程序》(文件编号×××),其中 5.1.3 条款规定"对新进或更换试剂确认以及对在用试剂的再确认的作业流程:随机抽取 1 盒,用试剂盒检测 8 孔室内质控品,计算、判断试剂盒是否有效"。

内审员:"你们怎么做试剂确认?"

工作人员:"阴性和阳性对照按试剂说明书做,同时用室内质控品做8 孔。"

内审员查看检测试剂确认记录,确实按照《检测试剂确认程序》(文件编号×××)规定进行试剂确认。

【不合格事实描述】

《检测试剂确认程序》(文件编号×××)没有规定新进酶免试剂盒检测结果是否符合要求的判断标准。

【依据】

不符合《血站技术操作规程(2019版)》4.4.1.2条款:"血站实验室应建立血液检测试剂的评价、选择和确认程序,可自行开展试剂评价(附录B),也可充分利用国家或省级专业机构的评价数据"。

【不合格程度】　严重不合格

【原因分析】

没有掌握新版《血站技术操作规程》中关于血液检测试剂的确认要求。

【纠正措施】

1. 检验科进行《血站技术操作规程(2019版)》血液检测和血液检测方法确认相关内容培训。

2. 修改《检测试剂确认程序》(文件编号×××),修改为:"5.1.4用于质量抽检的标本:①试剂盒阴性和阳性对照。②相应试剂的室内质控品。5.1.7判断规则:若试剂盒阴性和阳性对照品检测结果符合试剂说明书要求,同时20孔室内质控品检测结果符合预期,CV值小于15%,则该批试剂有效"。

3. 文件实施前对检验科工作人员进行《检测试剂确认程序》(文件编号×××)的培训。

【纠正措施有效性验证】

1. 查见20××年××月××日检验科培训记录,培训内容:《血站技术操作规程(2019)》血液检测和血液检测方法的确认相关内容。

2. 查见《检测试剂确认程序》(文件编号×××)更改审批表。

3. 查见文件实施前20××年××月××日检验科培训记录,培训内容:《检测试剂确认程序》(文件编号×××)。

4. 查见20××年××月××日文件实施后试剂确认记录,附"检验科原始数据报告"中包含试剂盒阴性和阳性对照和相应试剂的室内质控品20孔,计算CV值,符合预期,判定该批试剂有效,可以使用。

纠正措施有效。

案例110

【场景】

在检验科试剂储存间,内审员发现一台试剂冰箱中有80盒××厂家的抗-HCV试剂,无任何状态标识。

内审员:"这些试剂是可以正常使用的吗?"

管理员："这些试剂是刚进的货,还没有做使用前的确认,因为没有专门的待检冰箱,只能放在合格试剂冰箱中,把原批号的剩余试剂放在最上层。这个做法科室人员都知道的"。

【不合格事实描述】

检验科试剂储存间,冰箱(设备编号×××)中有 2 个批号的抗-HCV 试剂,其中批号×××的 80 盒是新进的,还未进行使用前确认,但无状态标识。

【依据】

不符合《血站质量管理规范》7.4 条款:"对合格、待检、不合格物料应严格管理,分区存放。对库存区同类关键物料,有明显和易于识别状态类别的标识"。

【不合格程度】　一般不合格

【原因分析】

检验科检测试剂目前没有专门设立待检区域,但规定应放置明显的状态标识与正常使用试剂区分,检验科人员疏忽大意,未放置待检标识。

【纠正措施】

科务会加强工作责任心教育,重申试剂存放应有状态标识。

【纠正措施有效性验证】

1. 见到 20××年××月××日检验科科务会记录,要求工作人员加强工作责任心,试剂存放应有状态标识。

2. 检验科试剂贮存间现场见到冰箱内试剂分区存放,每个区域都放置了状态标识。

纠正措施有效。

⊙ 案例 111

【场景】

内审员在检验科检查时发现,检验科一检实验室全自动生化分析仪的试剂盘上放置的×××厂家×××批号的 ALT 检测试剂已过使用有效期 2 天。内审员问其原因,检验科操作人回答:"因生化仪试剂仓自带冷藏功能,每天都要拿出来放回到试剂冰箱很麻烦,所以一直放在生化仪上,忘记对 ALT 试剂有效期进行检查。"

查看检测过程关键控制点记录,无 ALT 试剂有效期检查记录。

【不合格事实描述】

检验科一检实验室正在运行的全自动生化分析仪,其试剂盘上放置的×××厂家×××批号的 ALT 检测试剂已过使用有效期 2 天。

【依据】

不符合《血站技术操作规程(2019 版)》4.4.7.2 条款:"应按试剂说明书要求的保存条件进行保存,应在有效期内使用"。

【不合格程度】 严重不合格

【原因分析】

1. 检验人员对温度及有效期对试剂的质量影响认识不够,有惰性思想;检测关键环节把控的文件要求缺失。

2. 对《血站技术操作规程》中血液检测试剂管理培训不够。

【纠正措施】

1. 立即更换在有效期内的 ALT 试剂,对该批次的标本重新检测(前两天未做检测)。

2. 完善检验科检测过程关键控制点记录,将 ALT 试剂有效期检查列入每天检测前必检项目。同时规定检测后试剂必须放入试剂冰箱保存。

3. 加强检验人员质量意识培训。

【纠正措施有效性验证】

1. 查阅文件和记录,已将 ALT 试剂有效期列入每日《检验科试剂及耗材使用前检查记录》(记录编号××);《血液检测过程控制程序》(文件编号××)4.2 条款修改为:"操作人员每天在开始实验前,必须检查所有检测试剂的有效期和外观等内容,使用后的试剂必须放回试剂冰箱保存"。

2. 查见培训记录,20××年××月××日检验科开展了新修改的《血液检测过程控制程序》(文件编号××)和质量意识培训。

3. 查阅 20××年××月××日《检验科试剂及耗材使用前检查记录》(记录编号××),ALT 试剂在有效期内,试剂未使用前均放在冰箱保存,未发现其他试剂过期使用情况。

纠正措施有效。

第十四节　血液制备

案例 112

【场景】

在成分制备科,内审员看到工作人员正在用无菌接驳将一空的单袋与血液血袋连接。

内审员:"这种单袋用得多吗?"

工作人员:"不多,医院需要 0.5 单位红细胞时,会用这个袋子分装,还有质控部门抽检时的分袋。"

内审员:"这种单袋做过确认吗?"

工作人员:"不清楚,需要问采购部门。"

内审员问采购部门:"这种单袋经过使用前确认吗?"

采购部门:"这种袋子用量少,我们进货验收合格后,直接发给使用部门。"

【不合格事实描述】

成分制备科用于分袋的一次性使用塑料血袋(批号×××)不能提供使用前确认报告。

【依据】

不符合《血站质量管理规范》15.8 条款:"血液制备过程中使用的一次性使用塑料血袋的质量及其生产商的资质应符合相关法规的要求;一次性使用塑料血袋须经过质控部门确认合格后方可投入使用"。

【不合格程度】　一般不合格

【原因分析】

因为单袋用量少,所以未做使用前确认。

【纠正措施】

1. 成分制备科正在使用的一次性使用塑料血袋(批号×××)暂停使用,送质控部门质量抽检。

2. 将该单袋纳入关键物料清单,按照关键物料的确认、使用流程进行管理。

【纠正措施有效性验证】

1. 见到修改后的关键物料清单,增加了该型号单袋。

2. 见到 20××年××月××日,一次性使用塑料血袋(批号×××)的关键物料放行单:质量抽检结果合格,可以放行。

纠正措施有效。

▶ 案例 113

【场景】

在分站质管科,内审员请质管科提供血液质检抽检报告,发现 20××年××月冷沉淀凝血因子的Ⅷ因子抽检合格率为 0%,未见原因分析及改进措施。

内审员:"冷沉淀凝血因子抽检项目中Ⅷ因子的含量应为多少?"

科长:"标准为 1 单位大于 80IU。"

内审员:"××月的冷沉淀凝血因子是谁检测的?"

科长:"我们送中心血站帮忙检测的。"

查中心血站提供的冷沉淀凝血因子检测结果明确注明:规格 1 单位,抽检 2 袋,Ⅷ因子含量分别为 75IU、74IU,Ⅷ因子抽检结果不合格。

【不合格事实描述】

××分站 20××年××月份血液制品常规抽检结果显示,冷沉淀凝血因子Ⅷ因子含量合格率为 0%,质管科及相关科室未能提供不合格原因分析及采取纠正措施的证据。

【依据】

不符合《血站质量管理规范》15.10 条款:"建立和执行血液常规抽检程序,并对抽检结果进行统计分析和偏差调查,并采取纠正措施和预防措施"。

【不合格程度】　一般不合格

【原因分析】

1. 质管科和相关科室不知道如何进行血液质量抽检不合格的分析。

2. 冷沉淀凝血因子中Ⅷ因子含量影响因素较多,从全血采集、运输、交接、新鲜血浆制备时间、冷冻速率、温度,冷沉淀凝血因子制备温度、室温时长,速冻速率、温度等都有影响,不知道从什么地方下手分析和制定纠正措施。

【纠正措施】

1. 质管科和成分科召开专题会议对冷沉淀凝血因子的Ⅷ因子含量不合格原因进行分析。

2. 与中心血站沟通,冷沉淀凝血因子制备人员去中心血站进修,拟改进新鲜冰冻血浆解冻过程。

3. 将使用新过程制备的冷沉淀凝血因子继续送中心血站检测。

【纠正措施有效性验证】

1. 见到 20××年××月××日质量专题会议记录,参加部门:质量负责人、质管科、成分科,主题:冷沉淀凝血因子的Ⅷ因子含量不合格原因分析和改进。

2. 20××年××月××日至××月××日,成分制备人员×××、×××去中心血站进修冷沉淀凝血因子制备。

3. 成分科修改了《冷沉淀制备操作规程》(文件编号×××),20××年××月××日对成分科人员进行新文件培训。

4. 20××年××月向中心血站送检 1 单位冷沉淀凝血因子 2 袋,Ⅷ因子含量全部合格。

纠正措施有效。

案例 114

【场景】

在成分制备科,内审员看到工作人员正在将一袋血液挂在低温操作台的挂钩上滤除白细胞。内审员看到现场有两台滤白监测仪,未使用。

内审员问工作人员:"为什么不使用滤白监测仪?"

工作人员:"科长说 200 ml 不使用滤白监测仪。"

科长:"滤白监测仪我们设置的是五联袋,即扫描五个码使用,而 200 ml 规格的血袋是四联袋,不好使用。"

查看现场《成分制备标准操作细则》(文件编号×××)4.2 条款规定:"将血袋挂到滤白监测仪上,使血液自然流入过滤器转移袋中"。

内审员请科长演示滤白监测仪操作,程序选择界面,见到 200 ml 血袋的程序,实际可以进行 200 ml 血袋的滤白效果监测。

内审员又问:"有程序,为什么不用呢?"

科长答:"200 ml 血袋较少,采集量大的时候,滤白监测仪不够用,所以没用。"

内审员又问:"那现在只有一袋,为什么不用呢?"

【不合格事实描述】

成分制备科工作现场审核时发现,工作人员未使用滤白监测仪对 200 ml 血袋进行滤白。

【依据】

不符合××血站《成分制备标准操作细则》(文件编号×××)4.2 条款:"使用滤白监测仪对血液进行白细胞滤除"。

【不合格程度】 一般不合格

【原因分析】

科长和工作人员没有充分认识到滤白监测仪可有效控制白细胞滤除过程,并可保持信息的可追溯性。

【纠正措施】

1. 在滤白监测仪中设置 200 ml 血液白细胞滤除程序。

2. 科务会通知每个员工,所有血液均需使用滤白监测仪进行白细胞滤除。

【纠正措施有效性验证】

1. 见到 20××年××月××日成分制备科科务会记录。

2. 抽查 20××年××月××日滤白监测仪电子记录,采血××袋,滤白××袋,全部使用滤白监测仪进行白细胞滤除。

纠正措施有效。

案例 115

【场景】

在成分制备科,内审员发现制备好的悬浮少白细胞红细胞放在低温操作台上,现场没有发现专用贮血冰箱。

内审员:"制备完成的悬浮少白细胞红细胞为什么不放入贮血冰箱内保存?"

工作人员说:"由于我们成分制备室没有贮血冰箱,制备好的悬浮少白细胞红细胞要运输到一楼待检库冰箱保存,下午检验结果出来后再运输到二楼打签包装,很不方便。"

内审员也未发现低温操作台的温度校验标识。

【不合格事实描述】

成分制备科没有贮血冰箱,制备好悬浮少白细胞红细胞放在低温操作台上,低温操作台无温度校验标识和温度报警装置。

【依据】

不符合《血站质量管理规范》17.1.2 条款:"血液的保存设备应运行可靠,温度均衡,有温度记录装置和报警装置";以及 17.1.3 条款:"对保存状态进行监控,包括持续的温度及其他保存条件的监测和记录,确保血液始终在正确的条件下保存。"

【不合格程度】 一般不合格

【原因分析】

1. 成分科工作人员对制备好的红细胞成分暂时贮存温度要求不重视。

2. 成分室缺少暂时贮存红细胞成分的冰箱。

【纠正措施】

1. 成分科申请添置一台贮血冰箱,贮存制备好的悬浮少白细胞红细胞。

2. 质管科定期对成分科贮血冰箱进行温度检测。

【纠正措施有效性验证】

1. 见到成分科贮血冰箱(编号×××),启用时间:20××年××月××日,有温度校验标识,建立了温度记录,工作日每4小时记录一次温度。

2. 质管科已将贮血冰箱(编号×××)列入监控计划,20××年××月已开始对该冰箱实施常规质量检查,结果符合要求。

纠正措施有效。

⊗ 案例 116

【场景】

内审员在成分制备科追溯××××献血序列号的冷沉淀凝血因子制备过程控制。查成分信息综合平台数据显示,该冷沉淀凝血因子制备时间20××年6月5日12:37—12:38,速冻时间13:46—14:08。采用速冻机进行速冻,速冻机参数设置为-45~-50 ℃。

【不合格事实描述】

献血序列号×××的冷沉淀凝血因子制备时间为20××年6月5日12:37—12:38,速冻时间为13:46—14:08。

【依据】

不符合 GB18469—2012《全血及成分血质量要求》3.25 条款:"冷沉淀凝血因子:采用特定的方法将保存期内的新鲜冰冻血浆在1~6℃融化后,分离出大部分的血浆,并将剩余的冷不溶解物质在1小时内速冻呈固态的成分血"。

【不合格程度】 一般不合格

【原因分析】

不清楚冷沉淀凝血因子的术语和定义中隐含的操作要求。

【纠正措施】

1. 成分科培训 GB18469—2012《全血及成分血质量要求》相关内容。

2. 修改《成分制备操作标准细则》中冷沉淀凝血因子速冻参数。

3. 对新修改冷沉淀凝血因子速冻过程进行确认。

【纠正措施有效性验证】

1. 见到修改后的《成分制备操作标准细则》(文件编号×××),已将冷沉淀凝血因子的速冻时间规定为:分离出大部分血浆,将剩余的冷不溶解物质在 1 小时内速冻呈固态成分血,并完成确认报告。

2. 见到 20××年××月××日成分制备科培训记录,培训内容:GB18469—2012《全血及成分血质量要求》和修改后的《成分制备操作标准细则》(文件编号×××)。

3. 追踪××月××日冷沉淀凝血因子制备和速冻时间,均控制在 1 小时。

纠正措施有效。

案例 117

【场景】

内审员在成分制备科,追溯献血序列号××××的新鲜冰冻血浆制备过程。查成分信息综合平台显示,该新鲜冰冻血浆制备时间:20××年 6 月 1 日 13:27。采用速冻机进行新鲜冰冻血浆速冻,速冻时间:20××年 6 月 1 日 13:57—15:06。

内审员:"请问新鲜冰冻血浆冷冻速率和血浆中心温度是怎么监测的?"

工作人员:"速冻机的参数是设备厂家的工程师设定的,速冻机有自动温度监控系,血浆中心温度没检测过。"

查速冻温度在−46.5～−44.3 ℃波动。

【不合格事实描述】

查献血序列号××××新鲜冰冻血浆制备过程,成分信息综合平台显示速冻时间:20××年 6 月 1 日 13:57—15:06,速冻温度在−46.5～−44.3℃范围内波动,但不能提供现有速冻机(设备编号×××)在设定的参数条件下,血浆中心温度符合要求的证据。

【依据】

不符合《血站技术操作规程(2019 版)》3.7.3.3 条款:"应当将新鲜冰冻血浆和冷沉淀凝血因子快速冻结,建议在 60 分钟内将中心温度降至−30 ℃以下"。

【不合格程度】 严重不合格

【原因分析】

工作人员没有及时将速冻好的新鲜冰冻血浆从速冻机中取出,成分信息综合平台的速冻时间就一直记录,直到工作人员取出。平时只观察速冻机温度而没有关注血浆中心温度是否达到要求。

【纠正措施】

1. 购买与速冻机配套的血浆中心温度监测袋。

2. 确认在目前设定的速冻参数下,血浆中心温度达到−30 ℃的时间。

3. 每月进行一次血浆中心温度的监测。

4. 成分制备科培训《血站技术操作规程(2019 版)》、GB18469—2012《全血及成分血质量要求》和《血站质量管理规范》关于速冻的相关内容。

【纠正措施有效性验证】

1. 20××年 ××月××日,成分制备科申购了两个与速冻机配套的血浆中心温度监测袋。

2. 见到新鲜冰冻血浆速冻的温度监测确认报告,速冻机温度−45 ℃,××分钟新鲜冰冻血浆中心温度到−30 ℃。

3. 见到新修改的《成分制备标准操作细则》(文件编号×××),更改内容包括速冻过程控制和血浆中心温度的监测要求。

4. 见到 20××年××月××日成分制备科培训记录,内容包括:《血站技术操作规程(2019 版)》、GB18469—2012《全血及成分血质量要求》《血站质量管理规范》中关于速冻的要求,更改后的《成分制备标准操作细则》(文件编号×××)。

5. 见到 20××年××月每月一次的血浆中心温度监测记录。

纠正措施有效。

第十五节　血液隔离与放行

案例 118

【场景】

内审员在待检库查看《血液隔离放行记录》(记录编号××),有工号××的员工签名。查血站工作人员授权书,该员工不在血液放行授权人名单中。

【不合格事实描述】

查 20××年××月××日《血液隔离放行记录》(记录编号××),工号××的员工放行 45 袋单采少白血小板,而该位员工不在血站《血液放行人员授权书》名单中。

【依据】

不符合《血站质量管理规范》16.2.1 条款:"明确规定血液放行的职责,放行人员应经过考核合格,并经过授权,才能承担放行工作,质量管理人员应该监控血液的放行"。

【不合格程度】　一般不合格

【原因分析】

工号××的员工轮转到待检库,经过培训,考核合格,但不确定是否定岗在待检库,所以还没有授权。

【纠正措施】

1. 与人事科联系,对工号××员工进行血液放行授权。

2. 以后轮转的员工由带教老师负责签字,轮转员工不能单独放行血液。

【纠正措施有效性验证】

见到 20××年××月××日,由站长签发的《血液放行人员授权书》,工号××员工已在名单中。

纠正措施有效。

案例 119

【场景】

内审员抽查20××年××月××日待检库与成品库交接记录,交接单号:×××,合格血液 358 袋,交接时间 20××年××月××日 13:58。查待检库报废申请单,单号:×××,不合格 5 袋,申请时间20××年××月××日 14:21。

【不合格事实描述】

查 20××年××月××日待检库与成品库交接记录,交接单号:×××,合格血液 358 袋,交接时间 20××年××月××日 13:58。查待检库报废申请单,申请单号:×××,不合格 5 袋,申请时间 20××年××月××日 14:21。不合格血液申请在血液放行之后。

【依据】

不符合《血站质量管理规范》16.2.2 条款:"清查每批血液中所有不合格血液,

确保无误并安全转移处置后,才能放行合格血液"。

【不合格程度】 一般不合格

【原因分析】

没有完全理解 16.2.2 条款,通常是将不合格血液先清理出来,放在一边,然后对合格血液进行打签贴签,将合格血液交给成品库后才做不合格血液的报废申请。

【纠正措施】

1. 待检库培训《血站质量管理规范》血液隔离和放行的相关内容。

2. 修改血液隔离放行流程,先将不合格血液清理报废后再对合格血液进行打签、贴签和放行。

【纠正措施有效性验证】

1. 见到《待检库操作规程》(文件编号×××)文件更改申请单,更改原因:修改血液隔离放行流程。

2. 见到 20××年××月××日待检库培训记录,培训内容:《血站质量管理规范》血液隔离和放行相关内容以及更改后的《待检库操作规程》(文件编号×××)。

纠正措施有效。

第十六节 血液保存、发放与运输

案例 120

【场景】

内审员在检查供血部门时,见送往医院的血液运输箱(设备编号××),冰冻血浆与红细胞装在一个运血箱内,中间以报纸隔开,且箱内未放置温度计。

【不合格事实描述】

发往××医院的血液运输箱(设备编号××),冰冻血浆与红细胞装在一个运血箱内,中间以报纸隔开,且血液运输箱无温度监控器。

【依据】

不符合《血站质量管理规范》17.4 条款:"不同保存条件以及发往不同目的地的血液应分别装箱,并附装箱清单";以及 17.3 条款"应对血液在整个运输过程中的储存温度进行监控"。

【不合格程度】 严重不合格

【原因分析】

供血科发血人员认为运输时间短不会对血液质量产生影响,违规操作。

【纠正措施】

1. 科室重新培训《血液发放及运输程序》。

2. 严格执行《血液发放及运输程序》,对不同保存条件的血液分别装箱,每个运血箱内放置温度计,监控和保证血液运输温度在规定范围内。

【纠正措施有效性验证】

1. 见到20××年××月××日,供血科和送血驾驶员培训记录,培训内容为《血液发放及运输程序》(文件编号×××)。

2. 20××年××月××日、20××年××月××日在发血现场抽查五个运血箱,每个运血箱都是只放置保存条件相同的血液,没有混放现象。每个运血箱内都有校准合格的温度计。

纠正措施有效。

⊙ 案例 121

【场景】

内审员在血库检查,看到工作人员正在发血,因发血量大,一台冰箱开门时间较长,温度显示7 ℃,但冰箱未报警。

内审员:"这台冰箱超温了,为何不报警?"

工作人员:"开门时间一长,就会超温报警,太吵了,值班人员就把声光报警功能关了。"

内审员:"如冰箱坏了导致超温,听不到报警,怎么办?"

工作人员:"我们定时观察并记录温度,会发现的。"

内审员:"记录温度的时候,如遇到冰箱超温,是否会误以为是开门时间过长而不处理?"

工作人员:"是不是开门过长,我们会判断的。"

内审员查看温度记录,均在正常范围,没有超温记录。

内审员:"超温不记录吗?"

工作人员:"判断是开门过长的就不记录。"

【不合格事实描述】

血库储血冰箱(设备编号××)的声、光报警装置被关闭。

【依据】

不符合《血站质量管理规范》17.1.2条款："血液的保存设备应运行可靠,温度均衡,有温度记录装置和报警装置"。

【不合格程度】 严重不合格

【原因分析】

储血冰箱开门过长就会出现声光报警,值班人员嫌吵就违规关闭了声光报警装置。

【纠正措施】

1. 立即检查血库内所有储血设备的声光报警装置是否正常工作。

2. 马上召开科务会,重申不得关闭所有储血设备的声光报警装置,出现声光报警应记录温度超限的报警原因及处理情况。

【纠正措施有效性验证】

1. 见到20××年××月××日供血科会议记录,重申不得关闭所有贮血设备的声光报警装置,出现声光报警应记录温度超限的报警原因及处理情况。

2. 20××年××月××日现场检查所有储血设备,声光报警装置工作正常。

纠正措施有效。

案例122

【场景】

在××分站,内审员在现场查询全自动温度监控系统时发现,自20××年××月××日至今,血库C20、C21两台冰箱显示温度均为空值。

内审员:"是不是全自动温度监控系统发生故障了?如何处理的?"

工作人员:"全自动温度监控系统安装时均正常,但使用一段时间后发生故障,已经报修,厂家答应近期来人维修。"

内审员:"你们冰箱温度多长时间检查记录一次?"

工作人员:"我们是按照规定每天检查记录2次。"

【不合格事实描述】

自20××年××月××日至今,血库C20、C21两台贮血冰箱温度监控系统故障,查血库冰箱温度记录(记录编号××),只有8:00和16:00手工记录2次。

【依据】

不符合WS 399—2012《血液储存要求》4.2.1条款:"血液储存设备使用人工监控时,应至少每4小时监测记录温度1次"。

【不合格程度】　一般不合格

【原因分析】

因使用全自动温度监控系统,每天人工记录贮血冰箱温度两次,但 C20、C21 贮血冰箱监控发生故障后,未修改要求为每 4 小时检查记录 1 次温度。

【纠正措施】

1. 对温度监控系统故障的 C20、C21 贮血冰箱,人工 4 小时监测记录温度 1 次。

2. 修订《血库温度监控程序》,明确在全自动温度监控系统故障时手工记录温度的要求。

【纠正措施有效性验证】

1. 见到新修改的《血库温度监控程序》(文件编号×××),明确在全自动温度监控系统故障时手工记录温度的要求。

2. 见到 20××年××月××日至××月××日《血库冰箱温度记录》(记录编号××),C20、C21 贮血冰箱 4 小时记录 1 次温度。

纠正措施有效。

❯ 案例 123

【场景】

内审员在供血科审核时发现,病毒灭活血浆外包装盒背面印制的保存条件是－20 ℃以下,而血浆标签上印制的保存条件是－18 ℃以下。

内审员:"现场是否有操作规程?"

工作人员:"有。"从现场取出操作规程给内审员。

内审员查看《血液库存管理操作规程》(文件编号×××)发现病毒灭活血浆保存条件是－25 ℃以下。

【不合格事实描述】

病毒灭活血浆成品标签上印制的保存条件是－18 ℃以下,外包装盒上印制的保存条件是－20 ℃以下,而血站《血液库存管理操作规程》(文件编号×××)中规定的保存条件是－25 ℃以下。

【依据】

不符合《血站质量管理规范》17.1.3 条款:"对保存状态进行监控,包括持续的温度及其他保存条件的监测和记录,确保血液始终在正确的条件下保存"。

【不合格程度】　一般不合格

【原因分析】

病毒灭活血浆的保存条件在 WS 399－2012《血液储存要求》中规定是－18 ℃以下，在 1996 年 WHO 远程教育《安全血液和血液制品》中规定是－20 ℃以下，本站操作规程中规定－25 ℃以下。于是出现了成品标签、血浆外包装盒和操作规程规定不一致的情况。

【纠正措施】

1. 参照 WS 399－2012《血液储存要求》将病毒灭活血浆的保存条件统一规定为－18 ℃以下。

2. 修改本站《血液库存管理操作规程》和血浆包装盒上印刷的保存条件为－18 ℃以下。

3. 更换成品库病毒灭活血浆的外包装盒。

【纠正措施有效性验证】

1. 一个月后抽查成品库库存的病毒灭活血浆成品标签、外包装盒上印制的保存条件均为－18 ℃以下。

2. 见到修改后的《血液库存管理操作规程》（文件编号×××），规定病毒灭活血浆的保存条件为－18 ℃以下。

纠正措施有效。

案例 124

【场景】

在供血室，内审员发现工作人员正在发放的病毒灭活冰冻血浆有效期为20××年 4 月 22 日，成品库管理信息系统显示有 10 袋有效期为 20××年2 月20 日的病毒灭活冰冻血浆。

内审员："按照《血站质量管理规范》，血液发放应该遵循先进先出的原则吧？"

工作人员："我们也知道要遵循先进先出的原则，由于有的血浆是制备冷沉淀后才入库的，比较散乱，不容易找出来。而且血浆供应紧张，基本都会在保质期前用掉的。"

【不合格事实描述】

现场审核供血室时，发现工作人员正在发放的病毒灭活冰冻血浆有效期为20××年 4 月 22 日，而成品库管理信息系统显示有 10 袋有效期为 20××年 2 月20 日的病毒灭活冰冻血浆。

【依据】

不符合《血站质量管理规范》17.2条款："建立和实施血液发放程序。应遵循先进先出的原则。在发放前应检查血液外观,外观异常的血液不得发放。应建立和保存血液发放记录"。

【不合格程度】　一般不合格

【原因分析】

有效期20××年4月20日的病毒灭活冰冻血浆,是新鲜冰冻血浆制备冷沉淀凝血因子后再病毒灭活后入库的,时间比正常的病毒灭活冰冻血浆有所延后,入库时工作人员认为有效期差几天没什么关系,就没有按有效期先后进行整理。

【纠正措施】

1. 科务会上再次强调血液制品的发放应按有效期先后顺序发放。

2. 盘查整理成品库血浆类产品的库存,严格按有效期先后顺序放置。

3. 血浆入成品库时,工作人员严格按有效期先后顺序整理排架到位。

【纠正措施有效性验证】

1. 见到20××年××月××日供血科科务会记录,要求血液制品的保存和发放严格按照有效期先后顺序。

2. 20××年××月××日,发血库对血液库存按有效期先后进行整理排序。入库时检查有效期,按有效期排序入库。

3. 现场查看血液制品均按照先进先出的原则发放,在成品库信息系统中未查见有效期比正在发放的血液有效期早的血液。

纠正措施有效。

案例 125

【场景】

在××采储血点,内审员问工作人员："医院用血预约途径有哪几种,有没有相关评估记录?"

工作人员："医院用血采用电话预约及医院凭用血申请取血两种方式,电话预约没有记录。"

内审员："那你们电话有预约录音记录吗?"

工作人员："电话没有录音功能。"

【不合格事实描述】

××采储血点《医院用血需求申请评审实施操作规程》(文件编号×××)规

定:电话预约用血必须有电话录音,要及时准确记录。

目前储血点电话无录音功能,且不能提供电话预约记录。

【依据】

不符合××采储血点《医院用血需求预约评审实施操作规程》(文件编号×××)
4.1条款:"当接到临床用血单位预约血液成分申请电话时,要及时、准确记录";以
及4.1.4条款:"所有用血申请电话必须有电话录音,录音信息保留三个月"。

【不合格程度】 一般不合格

【原因分析】

采储血点设置在××医院输血科,本院用血填写《医院用血申请单》到输血科,
其他医院使用电话预约,但输血科未配录音电话,工作人员也没有记录电话预定血
液情况。

【纠正措施】

1. 储血点人员学习《医院用血需求申请评审实施操作规程》(文件编号××
×),要求工作人员接到预约电话后按《电话预约用血记录》表单的格式详细填写,
对医院用血要求进行评审。

2. 储血点更换有录音功能的电话。

【纠正措施有效性验证】

1. 储血点已更换带录音功能的电话。

2. 见到储血点的培训记录,培训内容:《医院用血需求申请评审实施操作规
程》(文件编号×××)。

3. 见到储血点《电话预约用血记录》(记录编号××),记录完整。

纠正措施有效。

案例 126

【场景】

在体采科××献血车,内审员发现中午12:00—16:00工作人员休息,早
上采集的血液储存在献血车冰箱里。血液储存冰箱虽然不断电但并没有温度
监控系统。工作人员说夏季上早晚班,中午休息,早上采集的血液都是放在冰
箱里,晚上下班前统一带回血站。

【不合格事实描述】

××献血车(车牌号××××)储血冰箱,每天手工记录冰箱温度2次,时间为
9:00和16:00。

【依据】

不符合 WS399－2012《血液储存要求》4.2.1 条款："血液储存设备使用人工监控时,应至少每 4 h 监测记录温度 1 次"。

【不合格程度】　一般不合格

【原因分析】

体采科工作人员没有认真掌握 WS399－2012《血液储存要求》。

【纠正措施】

1. 对工作人员进行 WS399－2012《血液储存要求》培训。

2. 修改《冰箱温度记录》(记录编号××)及《血液及标本运送管理制度》(文件编号×××),增加夏季中午 12:00 冰箱温度记录一次。

3. 与总务科联系,夏季中午增加一次到街头各献血车取血。

【纠正措施有效性验证】

1. 见到 20××年××月××日体采科培训记录,培训内容:WS399—2012《血液储存要求》。

2. 见到修改后的《血液及标本运送管理制度》(文件编号×××),夏季中午增加一次到街头各献血车取血,总务科驾驶员每日中午将各个献血车上午采集的血液取回血站。

3. 见到献血车上《冰箱温度记录》(记录编号××),增加 12:00 温度记录一栏。

纠正措施有效。

第十七节　血液库存管理

案例 127

【场景】

在供血科,内审员检查血液预警相关情况。

内审员:"你们对于血液库存应急是如何分级的?"

科长:"我们的《血液库存管理操作规程》规定:血液库存预警应急响应机制分为紫色预警(库存积压)、红色预警(库存正常)、橙色预警(库存偏少)、黄色预警(库存紧缺)、黑色预警(严重短缺),每个等级分别规定各种血液制品的库存量。从采集、供应方面进行操作。"

内审员："是否有相关预警演练记录？"

科长："没有。"

内审员："如果发生类似的情况,如何操作？"

科长："主要以口头形式通知血液采集部门和临床用血单位。"

【不合格事实描述】

《血液库存管理操作规程》(文件编号×××)对血液库存预警和应急响应进行了分级和描述,但不能提供对库存预警和应急响应有效性验证的应急演练记录。

【依据】

不符合《血站质量管理规范》18.2条款："应制定切实可行的血液应急预案,保证突发事件的血液供应"。

【不合格程度】 一般不合格

【原因分析】

重视不够,没有对血液库存预警的应急响应进行演练。

【纠正措施】

1. 供血科拟通过对既往采供血数据的分析,评估现行的血液库存预警分级及应急响应措施的适宜性和充分性。

2. 制定应急演练预案,进行血液短缺的应急演练。演练结束后评价血液库存预警分级及应急响应措施的有效性。

【纠正措施有效性验证】

1. 见到20××年××月××日的业务会记录,对现行的血液库存预警分级及应急响应措施的适宜性和充分性进行评估。评估结论:根据前三年采供血数据得出分析的结果,对血液库存预警分级的库存血液量做微调,应急响应措施还是适宜充分的。

2. 见到黑色预警(严重短缺)应急响应演练记录,在20××年××月××日进行了黑色预警演练,启动应急响应措施,在××单位应急采集全血××××mL。血液检测、成分制备同时启动应急响应。

3. 20××年××月××日,对黑色预警应急响应措施的有效性进行评估。

纠正措施有效。

第十八节 血液收回

案例 128

【场景】

内审员在质管科检查血液投诉。内审员看到一份记录：20××年××月××日××医院与质管科电话联系，反映献血序列号×××的去白细胞悬浮红细胞存在交叉配血试验不合的问题，怀疑存在意外抗体。血型室对血样进行了鉴定，发现确实存在 IgG 抗体。质管科做出了退血处理。

内审员："同血源的其他血液成分怎么处理的？"

质管人员："没有处理。"

追踪同献血序列号的血浆还在成品库。

【不合格事实描述】

20××年××月××日××医院反馈献血序列号×××的去白细胞悬浮红细胞交叉配血实验不合，经血型室鉴定存在 IgG 抗体。质管科收回去白细胞悬浮红细胞，但对同献血序列号的血浆未做处理。

【依据】

不符合《血站质量管理规范》19.1 条款："应建立和实施血液收回程序，确实需要收回的血液、收回责任人及其职责，确保在任何时间有专人接听及处理血液质量投诉和缺陷发现，并能够快速收回已发放的血液或追踪血液去向，及时通告有关单位采取适当的措施"。

【不合格程度】 严重不合格

【原因分析】

对于抗筛阳性的血液，只关注了去白细胞悬浮红细胞不能用于临床，没考虑同献血序列号的其他产品的适用性问题。

【纠正措施】

1. 立即隔离同献血序列号的血浆。

2. 质管科培训《血液收回程序》。

3. 请血型室老师授课，如何处理含意外抗体的血液。

【纠正措施有效性验证】

1. 见到献血序列号××××的血浆报废申请表。

2. 见到20××年××月××日质管科培训记录,培训内容:请血型室×××主任讲授如何处理含意外抗体的血液,学习《血液收回程序》(文件编号×××)。

纠正措施有效。

第十九节　投诉与输血不良反应报告

案例 129

【场景】

在质管科,内审员看到有些医院反馈的输血不良反应表单,保存在档案盒里。

内审员:"你们这几年对输血不良反应都进行调查和处理么?"

科长:"没有,因为都是一些小的反应如发热、过敏等,医院都解决好了。另外医院把这个反馈给我们时,已经过去较长时间,病人都已经出院了,所以我们根本没法及时去调查和解决。"

【不合格事实描述】

20××年至20××年,医院反馈输血不良反应××例,质管科不能提供对这些输血不良反应调查和处理记录。

【依据】

不符合《血站质量管理规范》20.1条款:"应建立和实施血液质量投诉的处理程序,指定质控实验室和质管部人员负责。对血液质量投诉和与血站相关的输血不良反应报告,进行调查处理并详细记录"。

【不合格程度】　一般不合格

【原因分析】

血站收到的输血不良反应都是发热、过敏等反应,医院经验丰富、处理及时,病人愈后好。医院输血不良反应单返回血站不及时,质管科拿到输血不良反应单时一般病人都已出院,所以没有进行调查和处理。

【纠正措施】

1. 与医院输血科沟通,发生输血不良反应时及时填写《输血不良反应单》,及时交到血站。

2. 质管科收到《输血不良反应单》的当天对输血不良反应进行调查和处理,并填写《输血不良反应调查与处理记录》。

【纠正措施有效性验证】

供血科发函给每个医院输血科,要求医院在发生输血不良反应及时填写《输血不良反应单》(记录编号××),及时交到血站。

近期无输血不良反应反馈。

纠正措施有效。

案例 130

【场景】

在质管科,内审员看到一张《输血不良反应单》(记录编号××),内容为某医院电话投诉献血序列号××××的去白悬浮红细胞有溶血现象,要求血站处理。血站将血带回,离心后发现确实存在溶血情况,血液作报废处理。

内审员:"这个退回的红细胞进行调查了吗?请提供一下记录。"

工作人员:"离心时质管员看了说是溶血,查了是前一天发到医院的,第二天医院就发现溶血,没有调查处理记录。"

【不合格事实描述】

××医院反馈20××年××月××日接收的献血序列号××××的去白悬浮红细胞有溶血现象。质管科将该袋血液离心后发现确实溶血,予以退血处理。但不能提供对该投诉调查处理的记录。

【依据】

不符合《血站质量管理规范》20.1条款:"对血液质量投诉和与血站相关的输血不良反应报告,进行调查处理并详细记录"。

【不合格程度】　一般不合格

【原因分析】

质管科确认该红细胞确实存在溶血现象就直接作退血处理,但没有对血液溶血原因进行调查处理并记录。

【纠正措施】

1. 供血科和质管科进行《血液质量投诉处理程序》的培训。

2. 质管科在科务会上重申在接到医院血液质量投诉后应立即开展调查,识别采供血过程的不合格或者潜在不合格,采取相应纠正措施或预防措施。

3. 对本次投诉,供血科应加强库血液出库前的最终检验。

【纠正措施有效性验证】

1. 见到20××年××月××日供血科和质管科联合培训记录,培训内容:《血液质量投诉处理程序》(文件编号×××)。

2. 现场查看供血科每天早上交接班后进行库血检查,填写库血检查记录。对每袋红细胞出库前进行外观检查,合格后再出库。

纠正措施有效。

第四章　江苏省采供血机构联合内审工作实践

国家卫生行政管理部门于 2005 年颁布《血站管理办法》,第八条规定血液中心的主要职责,其中职责之一为"承担所在省、自治区、直辖市血站的质量控制与评价、业务培训等"。江苏省血液中心按照《血站管理办法》的要求,逐步建立了较为系统的全省采供血机构质量管理框架。2014 年全省采供血机构开展联合内审以来,质量管理工作成效显著,在各类学术会议上介绍工作经验,并发表了数篇论文,得到了国内同行的热切关注,学习、交流频繁。以下为联合内审的具体工作模式,方便全国同行了解和借鉴。

一、背景

近年来,在接受国家血液安全督导、省内技术审查和执业验收、外部审核或质量管理体系认证等工作时,血站管理层、质量管理部门和人员逐渐感到单位内部审核作用在减弱。主要原因:内审员作为单位内部人员,有问题不好意思讲;单位一直这么运行,工作人员存在惯性思维,执行过程中可能存在与国家相关法律法规、标准规范不符情况等。针对以上问题,经过多年策划,结合监督审核的经验,江苏省血液中心于 2014 年组织开展了全省采供血机构联合内审工作。经过 7 年的审核实践,各参审单位普遍反映联合内审有深度、效果好,审核过程全面、现场审核记录规范、完整,接受审核单位工作人员与内审员深度交流,相互收获都很大。很好地解决了血站内部审核中有问题不好意思讲、不对管理层审核等难题。

几年来,联合内审中也出现了一些问题:① 部分血站过于依赖外请审核员,本单位内审员几乎没有实质性的审核行为,主要做一些记录等辅助工作,未能达到内外审核员共同协作的效果。② 各血站都希望邀请能力强的内审员,但联合内审员库中,部分内审员是单位送出来学习、培养的人员。③ 部分内审员只善于审核熟悉岗位的工作。针对以上问题,我们要求各血站细化实施方案,按照强弱和内外搭配的方式安排内审员,强化队伍建设,提高全体内审员审核能力。如何做好全省血站质量管理,持续提高全省采供血机构质量管理水平,是一个需要好好研究和思考的课题,我们也一直在摸索。

二、联合内审的实施过程

江苏省血液中心质量管理科每年召开全省质量管理工作会议,总结、汇报上年度全省质量管理工作,讨论和制定下年度质量管理工作计划,包括联合内审实施计划方案,商定联合内审工作计划表、建立联合内审工作小组、更新内审员库、规定内审组组成和职责、制定内审员培训计划和发布联合内审质量记录表单。

(一)联合内审实施前准备

1. 建立联合内审工作小组

联合内审工作小组由江苏省血液中心质量管理科牵头,每单位 1~2 人,主要为质量管理科科长,秘书处设在江苏省血液中心质量管理科。

由于各单位存在人事变动,联合内审工作小组每年在全省质量管理工作会议上更新、确认。

2. 组成内审员库

每单位推荐 3~6 名审核能力强的专业技术人员组成全省内审员库。要求内审员有 5 年以上专业工作经验,3 年以上内审员经历。各血站推荐内审员人数与单位内审时外请人员数相当,以保证每个内审员每年最少参加一次联合内审。

每年年初,联合内审工作小组将上年度内审员库人员发回到各血站,要求各血站重新确认,在全省联合内审开始前发回到联合内审工作小组。联合内审工作小组将各单位上报的内审员库人员汇总,形成本年度内审员库。

内审员库的信息包括:姓名、性别、职务、职称、工作岗位、擅长审核部门、联系电话、邮箱等。

3. 发布联合内审实施计划方案

联合内审工作小组秘书处按照年度全省质量管理工作会议精神,起草并发布联合内审实施计划方案,主要包括:

(1)联合内审工作小组;

(2)内审员库;

(3)内审时间表;

(4)内审实施要求,包括:内审计划制定、规定各岗位职责、审核准备、具体实施要求等;

(5)内审评估方式;

(6)提供统一的联合内审记录表单,共 10 个,包括:内审计划、会议签到表、文件审核报告、联合内审检查表、内部沟通会议表、不合格项纠正措施报告、联合内审报告、不合格项分布表、保密性公正性承诺书、内审员及过程评价表。

4. 内审员培训

不论是自己单位内审、联合内审、国家督导和行政检查,以下情况偶有发生:一是外请内审员或督导员一般是从各单位抽调的业务骨干,但业务水平和审核能力参差不齐,特别是质管科以外的内审员对采供血机构相关法律法规掌握的全面性和理解程度不一致,会出现不是按照审核标准来判断符合性,而是以自己单位的做法为依据的现象,导致同一个问题不同内审员判定结果不同,整改要求不同,让被审核单位无所适从。

为提高内审员审核能力,江苏省血液中心质管科每年申请举办国家级或省级内审员培训班,请审核专家讲解内审知识、审核技能和技巧、最新行业规范和标准、质量管理规范审核要点、管理体系标准等内容,并开展现场审核带教,目的是培训新内审员,持续提高老内审员能力,对血站管理层进行质量管理知识普及,提高管理层质量管理意识,最终达到引起管理层重视质量、内审员能力提高的目的。

(二)联合内审实施

1. 内审前准备

联合内审工作小组秘书处确定内审组长,副组长由开展联合内审的本单位人员担任。秘书处在与内审单位充分沟通的基础上,和内审组长共同商量,形成内审小组。内审组要求内部和外请内审员比例不得小于50%。副组长制定、发布本单位联合内审计划,并在内审前1~2周将本单位主要体系文件包括质量手册、程序文件等发给各内审员,由内审员对各自负责审核的部门文件进行评审,内审组长组织完成文件评审报告。

2. 开展现场内部审核

内审员按照内审计划,依照联合内审工作小组提供的联合内审记录表,制定检查表,开展文件评审和现场审核,记录审核情况,召开内部沟通会,汇总审核发现,由内审组长完成内部现场审核,并编制内审报告。

3. 内部审核后续活动

(1)不合格项纠正和验证:现场内审完成后,内审小组在内部沟通的基础上,开出不合格项报告,由科室负责人确认并制定纠正措施,质量负责人审批纠正措施,内审组副组长组织本单位内审员对不合格纠正措施实施的有效性进行验证。在不涉及增加资源的情况下,半个月内完成纠正和验证。

(2)联合内审过程满意度测评:现场内审完成后,联合内审工作小组秘书处向内审单位寄发联合内审过程满意度测评表,对内审员和审核过程进行评价,年底汇总、分析。

江苏省采供血机构联合内审模式,汲取了内部审核与外部审核的优势,将全省各采供血机构内部审核水平推上了一个新高度,这项工作还将继续开展下去,以不断总结经验、纠正不足、完善提高。每年联合内审结束后，均召开总结会议，请各审核组介绍经验，针对不足进行培训，不断提高联合内审的水平。

三、江苏省血站联合内审附表

表 4-1 联合内审实施方案

内容
一、总要求 包括本年度联合内审思路
二、联合内审工作小组
三、内审员库 *
四、内审时间表 *
五、内审实施 1. 各单位根据本单位特点和需求，制定内审计划，于内审前 15 天提交给联合内审工作小组。工作小组按照内审计划要求，从内审员库中抽取内审员参加审核。适当时，工作小组可对内审计划提出调整意见。 2. 内审组长由工作小组指定，副组长由审核单位指定。 3. 内审组长（副）职责 （1）与工作小组沟通所有内审事宜。 （2）组织实施文件评审，签发文件评审报告。 （3）内审计划的制定、实施，组织不合格项纠正及验证，编写内审报告。 4. 内审员由内审单位法人代表授权，资质证明由内审单位保存。 5. 内审单位在内审实施前 1 周，将本单位质量手册、程序文件等体系文件，及上年度内审报告发给内审组。 6. 内审组成员在现场审核前，熟悉文件并完成文件评审。 7. 内审组在审核中，应对上年度内审中提出的不合格项和建议项进行复审，确保问题已纠正，对无法改进项需有情况说明。
六、内审要求 1. 各单位合理安排内审计划，确保有充分的审核时间进行审核，建议血液中心或中心血站不少于 2 天，分站 1 天，同时合理考虑采储血点的审核安排。 2. 本单位内审员应积极参与实际审核过程，通过内外部审核员紧密合作，有效保证内审结果。 3. 内审组长撰写内审小结，总结内审过程，重点关注典型案例、做得好的审核检查表和现场审核记录、内审单位好的做法，在年终总结会上推广。
七、评估 审核结束后，工作小组将统一发放满意度测评表，对整个审核过程、审核员能力进行评估考核。

注：* 处所提附件本书中未附。

八、费用
外请审核员的住宿、交通费回本单位报销,接待工作按照国家规定一切从简。

九、总结
1. 联合内审完成后,召开全省质量管理工作会议,对联合内审形式、过程、方法等进行全面总结、评估,提出改进的意见和建议。 　　2. 评选优秀审核员。在满意度测评的基础上,各单位推荐 2～3 名内审员,由江苏省输血协会质量管理委员会评议、表彰优秀内审员。

表 4－2　审核计划

一、基本信息			
血站名称		法定代表人	
地址		邮编	
联系人		电话	
传真			

二、审核目的

三、审核范围

四、审核准则

五、审核日期

六、审核组组成

七、审核日程安排及分工,见附件＊(依据《×××》编制)

八、审核要求
首、末次会议由血站管理层、相关职能过程负责人参加。审核过程中为每个审核小组配备 1 名联络员,其职责主要是审核的见证、联络等。按审核日程安排,受审核部门的有关人员应在本岗位。特殊情况,由审核组长决定调整审核计划。

九、跟踪行动要求
审核中发现的任何不合格项,由发生不合格项的责任部门在内审完成后 15 个工作日内制定纠正措施并负责实施,审核员负责纠正措施的跟踪验证。

注:＊处所提附件本书中未附。

表4-3 文件评审报告

一、血站名称

二、审核准则

三、文件审核
☐ 质量手册（方针、目标） 编号： 版本：
☐ 程序文件 份
☐ 三层次文件 份

四、问题清单(可加附页)：

序号	文件名称	章节/条款	问题描述	整改要求	整改确认

五、结论
☐ 血站文件基本符合标准的要求，可以进行现场审核。
☐ 文件审核中发现不符合项，请予以纠正。现场审核时将继续对管理体系文件进行审核，对发现的文件不符合项，提出整改要求。

文审人员： 年 月 日
审核组长： 年 月 日

表4-4 会议签到表

一、血站名称

二、会议类型 ☐ 首次会议 ☐ 末次会议

三、会议地点

四、会议时间

五、内审组人员

职 务	签 名	职 务	签 名
组 长		组 员	
副组长		组 员	
组 员		组 员	
组 员		组 员	

续表 4 - 4

六、血站出席人员							
序号	签名	部门	职务	序号	签名	部门	职务

表 4 - 5　审核组内部沟通会纪要

一、会议时间	
二、参会人员	
三、纪要	
提示	1. 分工审核的区域、条款 2. 审核组内沟通评审情况 3. 审核发现(与受审核方共同评审) 　　3.1　符合的方面 　　3.2　不符合的方面 　　3.3　希望改进的方面 4. 审核中发现重大问题的报告和处置措施(如重大危险情况、审核目的实现、审核范围、审核计划变更) 5. 对审核证据和(或)审核发现有分歧的问题及没有解决的问题 注:请审核组长对沟通做出正式安排
	要 点 记 录

表 4 - 6 内审不合格项报告

血站名称			
审核时间		受审核方	
发生地点		审核员	

观察结果描述

上述结果不符合
  □ 血站质量管理规范　　　　　　　　条款号＿＿＿＿＿＿＿＿＿
  □ 血站实验室质量管理规范　　　　　条款号＿＿＿＿＿＿＿＿＿
  □ GB/T19001　　　　　　　　　　　条款号＿＿＿＿＿＿＿＿＿
  □ 血站体系文件　　　　　　　　　　条款号＿＿＿＿＿＿＿＿＿
  □ 其他　　　　　　　　　　　　　　条款号＿＿＿＿＿＿＿＿＿
严重程度　　　□ 严重不合格项　　　　□ 一般不合格项

陪同人员确认：　　　　　　　　　　受审核方主管确认：

原因分析：

纠正、纠正措施：

实施日期:预计于　　　　　　　　　年　　月　　日前完成
责任部门确认：

质量负责人确认：

审核组验证：

评价:□ 有效　　　□ 基本有效　　　□ 无效
验证人：　　　　　　　　　　年　　月　　日

表 4-7　内审报告

一、审核目的
二、审核准则
三、审核范围
四、审核时间
五、审核组组成
六、审核方法:现场抽样、按部门(要素)审核
七、审核情况汇总 　　1. 体系运行情况 　　2. 文件的符合性 　　3. 纠正、预防措施控制情况 　　4. 上年度内审不合格项和建议项整改情况(未整改须有说明) 　　5. 现场审核情况(包括审核中发现的不符合及需要改进的方面的说明)
八、审核评价及审核结论

编制:	日期:
批准:	日期:

表 4-8　不合格项分布表

部门 不合 格项 数量 标准条款							

表4-9 现场检查表

审核提示：
○ 涉及的管理体系要求、主管的过程要求、参与/协同实施的要求
○ 过程模式/流程、环境因素/影响、危险源/风险评估及控制方案
○ 职责和权限 　○ 目标分解及实施
○ 资源配置：人力、设备设施、工作环境 　○ 信息、数据及沟通
○ 现场文件审查：完整性、充分性、适宜性、有效性及控制 　○ 记录表式、填写、控制
○ 监视和测量 　○ 不合格项处置 　○ 分析和持续改进

标准条款	要素	审核记录

表4-10 满意度调查表

血站名称：					
联系人：		联系电话：		填表日期：	
一、审核过程评价					
	很满意（10）	满意（8）	较满意（6）	较不满意（4）	很不满意（－10）
组长的组织能力					
审核员个人素质					
审核员行为规范					
审核员业务能力					
审核员沟通方式					
对血站改进的帮助					
审核结果客观性					

二、审核员评价					
	很满意 （10）	满意 （8）	较满意 （6）	较不满意 （4）	很不满意 （－10）
审核组长					
副组长					
审核组成员					

附录

附录一　质量管理体系要求

ICS 03.120.10
A 00

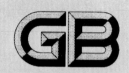

中华人民共和国国家标准

GB/T19001—2016/ISO9001:2015

代替 GB/T19001—2008

质量管理体系　要求

Quality management systems—Requirements

(ISO 9001:2015,IDT)

2016－12－30 发布　　　　　　　　2017－07－01 实施

中华人民共和国国家质量监督检验检疫总局
中国国家标准化管理委员会　　发布

前 言

本标准按照 GB/T 1.1—2009 给出的规则起草。

本标准是 GB/T 19000 族的核心标准之一。

本标准代替 GB/T 19001—2008《质量管理体系 要求》。

与 GB/T 19001—2008 相比,除编辑性修改外主要技术变化如下:

——采用 ISO/IEC 导则 第 1 部分 ISO 补充规定的附件 SL 中给出的高层结构;

——采用基于风险的思维;

——更少的规定性要求;

——对成文信息的要求更加灵活;

——提高了服务行业的适用性;

——更加强调组织环境;

——增强对领导作用的要求;

——更加注重实现预期的过程结果以增强顾客满意。

附录 A 给出了相对于 GB/T 19001—2008 的更加详细的变化说明。

本标准使用翻译法等同采用 ISO 9001:2015《质量管理体系 要求》(英文版)。

本标准由全国质量管理和质量保证标准化技术委员会(SAC/TC 151)提出并归口。

本标准起草单位:中国标准化研究院、国家认证认可监督管理委员会、中国认证认可协会、中国合格评定国家认可中心、中国质量认证中心、天津华诚认证中心、中国船级社质量认证公司、深圳市环通认证中心有限公司、中国新时代认证中心、方圆标志认证集团有限公司、北京新世纪检验认证有限公司、国培认证培训(北京)中心、华夏认证中心有限公司、上海质量体系审核中心、中质协质量保证中心、上汽通用五菱汽车股份有限公司、内蒙古北方重型汽车股份有限公司、泰兴龙溢端子有限公司、上海建科工程咨询公司、内蒙古伊利实业集团股份有限公司、天津天地伟业科技有限公司、重庆长安汽车股份有限公司、内蒙古和信园蒙草抗旱绿化股份有限公司、南京造币有限公司、中国铁建股份有限公司、中国建材检验认证集团股份有限公司、北京东方易初标准技术有限公司。

本标准主要起草人:田武、康键、张惠才、李强、任青钺、李明、郑元辉、黄学良、曲辛田、郑燕、梁平、王梅、李平、夏芳、王金德、曹华、邓湘宁、裴洁、林创、周红波、李晔秋、李辰暄、范叶娟、解辉、朱江涛、魏向阳、柳叶、董晓红。

本标准的历次版本发布情况为：

——GB/T 10300.2—1988；

——GB/T 19001—1992、——GB/T 19001—1994；

——GB/T 19001—2000、——GB/T 19001—2008。

引　言

0.1　总则

采用质量管理体系是组织的一项战略决策,能够帮助其提高整体绩效,为推动可持续发展奠定良好基础。

组织根据本标准实施质量管理体系的潜在益处是:

a) 稳定提供满足顾客要求以及适用的法律法规要求的产品和服务的能力;

b) 促成增强顾客满意的机会;

c) 应对与组织环境和目标相关的风险和机遇;

d) 证实符合规定的质量管理体系要求的能力。

本标准可用于内部和外部各方。

实施本标准并非需要:

——统一不同质量管理体系的架构;

——形成与本标准条款结构相一致的文件;

——在组织内使用本标准的特定术语。

本标准规定的质量管理体系要求是对产品和服务要求的补充。

本标准采用过程方法,该方法结合了"策划—实施—检查—处置"(PDCA)循环和基于风险的思维。

过程方法使组织能够策划过程及其相互作用。

PDCA循环使组织能够确保其过程得到充分的资源和管理,确定改进机会并采取行动。

基于风险的思维使组织能够确定可能导致其过程和质量管理体系偏离策划结果的各种因素,采取预防控制,最大限度地降低不利影响,并最大限度地利用出现的机遇(见附录A.4)。

在日益复杂的动态环境中持续满足要求,并针对未来需求和期望采取适当行动,这无疑是组织面临的一项挑战。为了实现这一目标,组织可能会发现,除了纠正和持续改进,还有必要采取各种形式的改进,如突破性变革、创新和重组。

在本标准中使用如下助动词:

"应"表示要求;

"宜"表示建议;

"可"表示允许;

"能"表示可能或能够。

"注"的内容是理解和说明有关要求的指南。

0.2　质量管理原则

本标准是在GB/T 19000所阐述的质量管理原则基础上制定的。每项原则的介绍均包含概述、该原则对组织的重要性的依据、应用该原则的主要益处示例以及应用该原则提高组织绩效的典型措施示例。

质量管理原则是：

——以顾客为关注焦点；

——领导作用；

——全员积极参与；

——过程方法；

——改进；

——循证决策；

——关系管理。

0.3 过程方法

0.3.1 总则

本标准倡导在建立、实施质量管理体系以及提高其有效性时采用过程方法，通过满足顾客要求增强顾客满意。采用过程方法所需考虑的具体要求见4.4。

将相互关联的过程作为一个体系加以理解和管理，有助于组织有效和高效地实现其预期结果。这种方法使组织能够对其体系的过程之间相互关联和相互依赖的关系进行有效控制，以提高组织整体绩效。

过程方法包括按照组织的质量方针和战略方向，对各过程及其相互作用进行系统的规定和管理，从而实现预期结果。可通过采用PDCA循环（见0.3.2）以及始终基于风险的思维（见0.3.3）对过程和整个体系进行管理，旨在有效利用机遇并防止发生不良结果。

在质量管理体系中应用过程方法能够：

a) 理解并持续满足要求；

b) 从增值的角度考虑过程；

c) 获得有效的过程绩效；

d) 在评价数据和信息的基础上改进过程。

单一过程的各要素及其相互作用如图0-1所示。每一过程均有特定的监视和测量检查点以用于控制，这些检查点根据相关的风险有所不同。

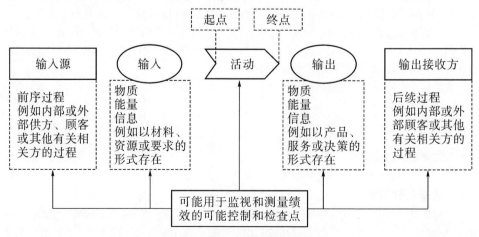

图0-1 单一过程要素示意图

0.3.2 PDCA 循环

PDCA 循环能够应用于所有过程以及整个质量管理体系。图 0-2 表明了本标准第 4 章至第 10 章是如何构成 PDCA 循环的。

PDCA 循环可以简要描述如下：

——策划(Plan)：根据顾客的要求和组织的方针,建立体系的目标及其过程,确定实现结果所需的资源,并识别和应对风险和机遇；

——实施(Do)：执行所做的策划；

——检查(Check)：根据方针、目标、要求和所策划的活动,对过程以及形成的产品和服务进行监视和测量(适用时),并报告结果；

——处置(Act)：必要时,采取措施提高绩效。

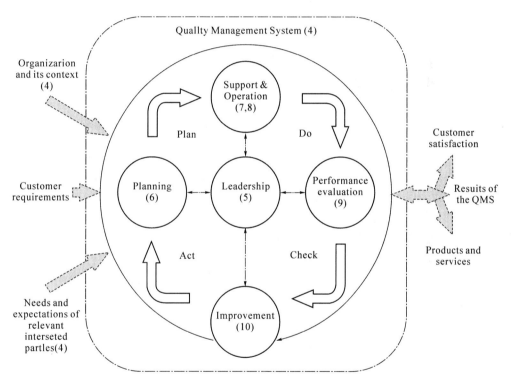

图 0-2 本标准的结构在 PDCA 循环中的展示

注：括号中的数字表示本标准的相应章节。

0.3.3 基于风险的思维

基于风险的思维(见 A.4)是实现质量管理体系有效性的基础。本标准以前的版本已经隐含基于风险思维的概念,例如：采取预防措施消除潜在的不合格,对发生的不合格进行分析,并采取与不合格的影响相适应的措施,防止其再发生。

为了满足本标准的要求,组织需策划和实施应对风险和机遇的措施。应对风险和机遇,为提高质量管理体系有效性、获得改进结果以及防止不利影响奠定基础。

某些有利于实现预期结果的情况可能导致机遇的出现，例如：有利于组织吸引顾客、开发新产品和服务、减少浪费或提高生产率的一系列情形。利用机遇所采取的措施也可能包括考虑相关风险。风险是不确定性的影响，不确定性可能有正面的影响，也可能有负面的影响。风险的正面影响可能提供机遇，但并非所有的正面影响均可提供机遇。

0.4 与其他管理体系标准的关系

本标准采用 ISO 制定的管理体系标准框架，以提高与其他管理体系标准的协调一致性（见 A.1）。

本标准使组织能够使用过程方法，并结合 PDCA 循环和基于风险的思维，将其质量管理体系与其他管理体系标准要求进行协调或一体化。

本标准与 GB/T 19000 和 GB/T 19004 存在如下关系：

——GB/T 19000《质量管理体系 基础和术语》为正确理解和实施本标准提供必要基础；

——GB/T 19004《追求组织的持续成功 质量管理方法》为选择超出本标准要求的组织提供指南。

附录 B 给出了 SAC/TC 151 制定的其他质量管理和质量管理体系标准（等同采用 ISO/TC 176 质量管理和质量保证技术委员会制定的国际标准）的详细信息。

本标准不包括针对环境管理、职业健康和安全管理或财务管理等其他管理体系的特定要求。

在本标准的基础上，已经制定了若干行业特定要求的质量管理体系标准。其中的某些标准规定了质量管理体系的附加要求，而另一些标准则仅限于提供在特定行业应用本标准的指南。

本标准的章条内容与之前版本（GB/T 19001—2008/ISO 9001:2008）章条内容之间的对应关系见 ISO/TC176/SC2（国际标准化组织/质量管理和质量保证技术委员会/质量体系分委会）的公开网站：www.iso.org/tc176sc02public。

质量管理体系　要求

1. 范围

本标准为下列组织规定了质量管理体系要求：

a）需要证实其具有稳定提供满足顾客要求及适用法律法规要求的产品和服务的能力；

b）通过体系的有效应用，包括体系改进的过程，以及保证符合顾客要求和适用的法律法规要求，旨在增强顾客满意。

本标准规定的所有要求是通用的，旨在适用于各种类型、不同规模和提供不同产品和服务的组织。

注1：本标准中的术语"产品"或"服务"仅适用于预期提供给顾客或顾客所要求的产品和服务。

注2：法律法规要求可称作法定要求。

2. 规范性引用文件

下列文件对于本文件的应用是必不可少的。凡是注日期的引用文件，仅注日期的版本适用于本文件。凡是不注日期的引用文件，其最新版本（包括所有的修改单）适用于本文件。

GB/T 19000—2016 质量管理体系 基础和术语（ISO 9000：2015，IDT）

3. 术语和定义

GB/T 19000—2016 界定的术语和定义适用于本文件。

4. 组织环境

4.1 理解组织及其环境

组织应确定与其宗旨和战略方向相关并影响其实现质量管理体系预期结果的能力的各种外部和内部因素。

组织应对这些外部和内部因素的相关信息进行监视和评审。

注1：这些因素可能包括需要考虑的正面和负面要素或条件。

注2：考虑来自于国际、国内、地区或当地的各种法律法规、技术、竞争、市场、文化、社会和经济环境的因素，有助于理解外部环境。

注3：考虑与组织的价值观、文化、知识和绩效等有关的因素，有助于理解内部环境。

4.2 理解相关方的需求和期望

由于相关方对组织稳定提供符合顾客要求及适用法律法规要求的产品和服务的能力具有影响或潜在影响，因此，组织应确定：

a）与质量管理体系有关的相关方；

b）与质量管理体系有关的相关方的要求。

组织应监视和评审这些相关方的信息及其相关要求。

4.3 确定质量管理体系的范围

组织应确定质量管理体系的边界和适用性,以确定其范围。

在确定范围时,组织应考虑:

a) 4.1中提及的各种外部和内部因素;

b) 4.2中提及的相关方的要求;

c) 组织的产品和服务。

如果本标准的全部要求适用于组织确定的质量管理体系范围,组织应实施本标准的全部要求。

组织的质量管理体系范围应作为成文信息,可获得并得到保持。该范围应描述所覆盖的产品和服务类型,如果组织确定本标准的某些要求不适用于其质量管理体系范围,应说明理由。

只有当所确定的不适用的要求不影响组织确保其产品和服务合格的能力或责任,对增强顾客满意也不会产生影响时,方可声称符合本标准的要求。

4.4 质量管理体系及其过程

4.4.1 组织应按照本标准的要求,建立、实施、保持和持续改进质量管理体系,包括所需过程及其相互作用。

组织应确定质量管理体系所需的过程及其在整个组织中的应用,且应:

a) 确定这些过程所需的输入和期望的输出;

b) 确定这些过程的顺序和相互作用;

c) 确定和应用所需的准则和方法(包括监视、测量和相关绩效指标),以确保这些过程的有效运行和控制;

d) 确定这些过程所需的资源并确保其可获得;

e) 分配这些过程的职责和权限;

f) 按照6.1的要求应对风险和机遇;

g) 评价这些过程,实施所需的变更,以确保实现这些过程的预期结果;

h) 改进过程和质量管理体系。

4.4.2 在必要的范围和程度上,组织应:

a) 保持成文信息以支持过程运行;

b) 保留成文信息以确信其过程按策划进行。

5. 领导作用

5.1 领导作用和承诺

5.1.1 总则

最高管理者应通过以下方面,证实其对质量管理体系的领导作用和承诺:

a) 对质量管理体系的有效性负责;

b) 确保制定质量管理体系的质量方针和质量目标,并与组织环境相适应,与战略方向相一致;

c) 确保质量管理体系要求融入组织的业务过程;

d) 促进使用过程方法和基于风险的思维;

e) 确保质量管理体系所需的资源是可获得的;

f) 沟通有效的质量管理和符合质量管理体系要求的重要性;

g) 确保质量管理体系实现其预期结果;

h) 促使人员积极参与,指导和支持他们为质量管理体系的有效性作出贡献;

i) 推动改进;

j) 支持其他相关管理者在其职责范围内发挥领导作用。

注:本标准使用的"业务"一词可广义地理解为涉及组织存在目的的核心活动,无论是公有、私有、营利或非营利组织。

5.1.2　以顾客为关注焦点

最高管理者应通过确保以下方面,证实其以顾客为关注焦点的领导作用和承诺:

a) 确定、理解并持续地满足顾客要求以及适用的法律法规要求;

b) 确定和应对风险和机遇,这些风险和机遇可能影响产品和服务合格以及增强顾客满意的能力;

c) 始终致力于增强顾客满意。

5.2　方针

5.2.1　制定质量方针

最高管理者应制定、实施和保持质量方针,质量方针应:

a) 适应组织的宗旨和环境并支持其战略方向;

b) 为建立质量目标提供框架;

c) 包括满足适用要求的承诺;

d) 包括持续改进质量管理体系的承诺。

5.2.2　沟通质量方针

质量方针应:

a) 可获取并保持成文信息;

b) 在组织内得到沟通、理解和应用;

c) 适宜时,可为有关相关方所获取。

5.3　组织的岗位、职责和权限

最高管理者应确保组织相关岗位的职责、权限得到分配、沟通和理解。

最高管理者应分配职责和权限,以:

a) 确保质量管理体系符合本标准的要求;

b) 确保各过程获得其预期输出;

c) 报告质量管理体系的绩效以及改进机会(见10.1),特别是向最高管理者报告;

d) 确保在整个组织推动以顾客为关注焦点;

e) 确保在策划和实施质量管理体系变更时保持其完整性。

6. 策划

6.1　应对风险和机遇的措施

6.1.1　在策划质量管理体系时,组织应考虑到 4.1 所提及的因素和 4.2 所提及的要求,并确定需要应对的风险和机遇,以:

a) 确保质量管理体系能够实现其预期结果;

b) 增强有利影响;

c) 预防或减少不利影响;

d) 实现改进。

6.1.2　组织应策划:

a) 应对这些风险和机遇的措施;

b) 如何:

1) 在质量管理体系过程中整合并实施这些措施(见 4.4);

2) 评价这些措施的有效性。

应对措施应与风险和机遇对产品和服务符合性的潜在影响相适应。

注1:应对风险可选择规避风险,为寻求机遇承担风险,消除风险源,改变风险的可能性或后果,分担风险,或通过信息充分的决策而保留风险。

注2:机遇可能导致采用新实践、推出新产品、开辟新市场、赢得新顾客、建立合作伙伴关系、利用新技术和其他可行之处,以应对组织或其顾客的需求。

6.2　质量目标及其实现的策划

6.2.1　组织应针对相关职能、层次和质量管理体系所需的过程建立质量目标。

质量目标应:

a) 与质量方针保持一致;

b) 可测量;

c) 考虑适用的要求;

d) 与产品和服务合格以及增强顾客满意相关;

e) 予以监视;

f) 予以沟通;

g) 适时更新。

组织应保持有关质量目标的成文信息。

6.2.2　策划如何实现质量目标时,组织应确定:

a) 要做什么;

b) 需要什么资源;

c) 由谁负责;

d) 何时完成;

e) 如何评价结果。

6.3　变更的策划

当组织确定需要对质量管理体系进行变更时,变更应按所策划的方式实施(见 4.4)。

组织应考虑:

a) 变更目的及其潜在后果;

b) 质量管理体系的完整性;

c) 资源的可获得性;

d) 职责和权限的分配或再分配。

7.　支持

7.1　资源

7.1.1　总则

组织应确定并提供所需的资源,以建立、实施、保持和持续改进质量管理体系。

组织应考虑:

a) 现有内部资源的能力和局限;

b）需要从外部供方获得的资源。

7.1.2　人员

组织应确定并配备所需的人员,以有效实施质量管理体系,并运行和控制其过程。

7.1.3　基础设施

组织应确定、提供并维护所需的基础设施,以运行过程,并获得合格产品和服务。

注:基础设施可包括:

a）建筑物和相关设施;

b）设备,包括硬件和软件;

c）运输资源;

d）信息和通讯技术。

7.1.4　过程运行环境

组织应确定、提供并维护所需的环境,以运行过程,并获得合格产品和服务。

注:适宜的过程运行环境可能是人为因素与物理因素的结合,例如:

a）社会因素(如非歧视、安定、非对抗);

b）心理因素(如减压、预防过度疲劳、稳定情绪);

c）物理因素(如温度、热量、湿度、照明、空气流通、卫生、噪声)。

由于所提供的产品和服务不同,这些因素可能存在显著差异。

7.1.5　监视和测量资源

7.1.5.1　总则

当利用监视或测量来验证产品和服务符合要求时,组织应确定并提供所需的资源,以确保结果有效和可靠。

组织应确保所提供的资源:

a）适合所开展的监视和测量活动的特定类型;

b）得到维护,以确保持续适合其用途。

组织应保留适当的成文信息,作为监视和测量资源适合其用途的证据。

7.1.5.2　测量溯源

当要求测量溯源时,或组织认为测量溯源是信任测量结果有效的基础时,测量设备应:

a）对照能溯源到国际或国家标准的测量标准,按照规定的时间间隔或在使用前进行校准和(或)检定,当不存在上述标准时,应保留作为校准或验证依据的成文信息;

b）予以识别,以确定其状态;

c）予以保护,防止由于调整、损坏或衰减所导致的校准状态和随后的测量结果的失效。

当发现测量设备不符合预期用途时,组织应确定以往测量结果的有效性是否受到不利影响,必要时应采取适当的措施。

7.1.6　组织的知识

组织应确定必要的知识,以运行过程,并获得合格产品和服务。

这些知识应予以保持,并能在所需的范围内得到。

为应对不断变化的需求和发展趋势,组织应审视现有的知识,确定如何获取或接触更多必要的知识和知识更新。

注1:组织的知识是组织特有的知识,通常从其经验中获得,是为实现组织目标所使用和共享的信息。

注2:组织的知识可基于:

a) 内部来源(如知识产权、从经验获得的知识、从失败和成功项目吸取的经验和教训、获取和分享未成文的知识和经验,以及过程、产品和服务的改进结果);

b) 外部来源(如标准、学术交流、专业会议、从顾客或外部供方收集的知识)。

7.2 能力

组织应:

a) 确定在其控制下工作的人员所需具备的能力,这些人员从事的工作影响质量管理体系绩效和有效性;

b) 基于适当的教育、培训或经验,确保这些人员是胜任的;

c) 适用时,采取措施以获得所需的能力,并评价措施的有效性;

d) 保留适当的成文信息,作为人员能力的证据。

注:适当措施可包括对在职人员进行培训、辅导或重新分配工作,或者聘用、外包胜任的人员。

7.3 意识

组织应确保在其控制下工作的人员知晓:

a) 质量方针;

b) 相关的质量目标;

c) 他们对质量管理体系有效性的贡献,包括改进绩效的益处;

d) 不符合质量管理体系要求的后果。

7.4 沟通

组织应确定与质量管理体系相关的内部和外部沟通,包括:

a) 沟通什么;

b) 何时沟通;

c) 与谁沟通;

d) 如何沟通;

e) 谁来沟通。

7.5 成文信息

7.5.1 总则

组织的质量管理体系应包括:

a) 本标准要求的成文信息;

b) 组织所确定的、为确保质量管理体系有效性所需的成文信息。

注:对于不同组织,质量管理体系成文信息的多少与详略程度可以不同,取决于:

——组织的规模,以及活动、过程、产品和服务的类型;

——过程及其相互作用的复杂程度;

——人员的能力。

7.5.2 创建和更新

在创建和更新成文信息时,组织应确保适当的:

a) 标识和说明(如标题、日期、作者、索引编号);

b) 形式(如语言、软件版本、图表)和载体(如纸质的、电子的);

c) 评审和批准,以保持适宜性和充分性。

7.5.3　成文信息的控制

7.5.3.1　应控制质量管理体系和本标准所要求的成文信息,以确保:

a) 在需要的场合和时机,均可获得并适用;

b) 予以妥善保护(如防止泄密、不当使用或缺失)。

7.5.3.2　为控制成文信息,适用时,组织应进行下列活动:

a) 分发、访问、检索和使用;

b) 存储和防护,包括保持可读性;

c) 更改控制(如版本控制);

d) 保留和处置。

对于组织确定的策划和运行质量管理体系所必需的来自外部的成文信息,组织应进行适当识别,并予以控制。

对所保留的、作为符合性证据的成文信息应予以保护,防止非预期的更改。

注:对成文信息的"访问"可能意味着仅允许查阅,或者意味着允许查阅并授权修改。

8. 运行

8.1　运行的策划和控制

为满足产品和服务提供的要求,并实施第 6 章所确定的措施,组织应通过以下措施对所需的过程(见 4.4)进行策划、实施和控制:

a) 确定产品和服务的要求;

b) 建立下列内容的准则:

1) 过程;

2) 产品和服务的接收。

c) 确定所需的资源以使产品和服务符合要求;

d) 按照准则实施过程控制;

e) 在必要的范围和程度上,确定并保持、保留成文信息,以:

1) 确信过程已经按策划进行;

2) 证实产品和服务符合要求。

策划的输出应适合于组织的运行。

组织应控制策划的变更,评审非预期变更的后果,必要时,采取措施减轻不利影响。

组织应确保外包过程受控(见 8.4)。

8.2　产品和服务的要求

8.2.1　顾客沟通

与顾客沟通的内容应包括:

a) 提供有关产品和服务的信息;

b) 处理问询、合同或订单,包括更改;

c) 获取有关产品和服务的顾客反馈,包括顾客投诉;

d) 处置或控制顾客财产;

e) 关系重大时,制定应急措施的特定要求。

8.2.2　产品和服务要求的确定

在确定向顾客提供的产品和服务的要求时,组织应确保:

a) 产品和服务的要求得到规定,包括:

1）适用的法律法规要求；

2）组织认为的必要要求。

b）提供的产品和服务能够满足所声明的要求。

8.2.3　产品和服务要求的评审

8.2.3.1　组织应确保有能力向顾客提供满足要求的产品和服务。在承诺向顾客提供产品和服务之前,组织应对如下各项要求进行评审:

a）顾客规定的要求,包括对交付及交付后活动的要求；

b）顾客虽然没有明示,但规定的用途或已知的预期用途所必需的要求；

c）组织规定的要求；

d）适用于产品和服务的法律法规要求；

e）与以前表述不一致的合同或订单要求。

组织应确保与以前规定不一致的合同或订单要求已得到解决。

若顾客没有提供成文的要求,组织在接受顾客要求前应对顾客要求进行确认。

注:在某些情况下,如网上销售,对每一个订单进行正式的评审可能是不实际的,作为替代方法,可评审有关的产品信息,如产品目录。

8.2.3.2　适用时,组织应保留与下列方面有关的成文信息:

a）评审结果；

b）产品和服务的新要求。

8.2.4　产品和服务要求的更改

若产品和服务要求发生更改,组织应确保相关的成文信息得到修改,并确保相关人员知道已更改的要求。

8.3　产品和服务的设计和开发

8.3.1　总则

组织应建立、实施和保持适当的设计和开发过程,以确保后续的产品和服务的提供。

8.3.2　设计和开发策划

在确定设计和开发的各个阶段和控制时,组织应考虑:

a）设计和开发活动的性质、持续时间和复杂程度；

b）所需的过程阶段,包括适用的设计和开发评审；

c）所需的设计和开发验证、确认活动；

d）设计和开发过程涉及的职责和权限；

e）产品和服务的设计和开发所需的内部、外部资源；

f）设计和开发过程参与人员之间接口的控制需求；

g）顾客及使用者参与设计和开发过程的需求；

h）对后续产品和服务提供的要求；

i）顾客和其他有关相关方期望的对设计和开发过程的控制水平；

j）证实已经满足设计和开发要求所需的成文信息。

8.3.3　设计和开发输入

组织应针对所设计和开发的具体类型的产品和服务,确定必需的要求。组织应考虑:

a）功能和性能要求；

b）来源于以前类似设计和开发活动的信息；

c）法律法规要求；

d）组织承诺实施的标准或行业规范；

e）由产品和服务性质所导致的潜在的失效后果。

针对设计和开发的目的，输入应是充分和适宜的，且应完整、清楚。

相互矛盾的设计和开发输入应得到解决。

组织应保留有关设计和开发输入的成文信息。

8.3.4 设计和开发控制

组织应对设计和开发过程进行控制，以确保：

a）规定拟获得的结果；

b）实施评审活动，以评价设计和开发的结果满足要求的能力；

c）实施验证活动，以确保设计和开发输出满足输入的要求；

d）实施确认活动，以确保形成的产品和服务能够满足规定的使用要求或预期用途；

e）针对评审、验证和确认过程中确定的问题采取必要措施；

f）保留这些活动的成文信息。

注：设计和开发的评审、验证和确认具有不同目的。根据组织的产品和服务的具体情况，可单独或以任意组合的方式进行。

8.3.5 设计和开发输出

组织应确保设计和开发输出：

a）满足输入的要求；

b）满足后续产品和服务提供过程的需要；

c）包括或引用监视和测量的要求，适当时，包括接收准则；

d）规定产品和服务特性，这些特性对于预期目的、安全和正常提供是必需的。

组织应保留有关设计和开发输出的成文信息。

8.3.6 设计和开发更改

组织应对产品和服务设计和开发期间以及后续所做的更改进行适当的识别、评审和控制，以确保这些更改对满足要求不会产生不利影响。

组织应保留下列方面的成文信息：

a）设计和开发更改；

b）评审的结果；

c）更改的授权；

d）为防止不利影响而采取的措施。

8.4 外部提供的过程、产品和服务的控制

8.4.1 总则

组织应确保外部提供的过程、产品和服务符合要求。

在下列情况下，组织应确定对外部提供的过程、产品和服务实施的控制：

a）外部供方的产品和服务将构成组织自身的产品和服务的一部分；

b）外部供方代表组织直接将产品和服务提供给顾客；

c）组织决定由外部供方提供过程或部分过程。

组织应基于外部供方按照要求提供过程、产品和服务的能力，确定并实施外部供方的评价、选择、绩效监视以及再评价的准则。对于这些活动和由评价引发的任何必要的措施，组织应保

留成文信息。

8.4.2　控制类型和程度

组织应确保外部提供的过程、产品和服务不会对组织稳定地向顾客交付合格产品和服务的能力产生不利影响。

组织应：

a）确保外部提供的过程保持在其质量管理体系的控制之中；

b）规定对外部供方的控制及其输出结果的控制；

c）考虑：

1）外部提供的过程、产品和服务对组织稳定地满足顾客要求和适用的法律法规要求的能力的潜在影响；

2）由外部供方实施控制的有效性；

d）确定必要的验证或其他活动，以确保外部提供的过程、产品和服务满足要求。

8.4.3　提供给外部供方的信息

组织应确保在与外部供方沟通之前所确定的要求是充分和适宜的。

组织应与外部供方沟通以下要求：

a）需提供的过程、产品和服务；

b）对下列内容的批准：

1）产品和服务；

2）方法、过程和设备；

3）产品和服务的放行；

c）能力，包括所要求的人员资格；

d）外部供方与组织的互动；

e）组织使用的对外部供方绩效的控制和监视；

f）组织或其顾客拟在外部供方现场实施的验证或确认活动。

8.5　生产和服务提供

8.5.1　生产和服务提供的控制

组织应在受控条件下进行生产和服务提供。

适用时，受控条件应包括：

a）可获得成文信息，以规定以下内容：

1）拟生产的产品、提供的服务或进行的活动的特性；

2）拟获得的结果。

b）可获得和使用适宜的监视和测量资源；

c）在适当阶段实施监视和测量活动，以验证是否符合过程或输出的控制准则以及产品和服务的接收准则；

d）为过程的运行使用适宜的基础设施，并保持适宜的环境；

e）配备胜任的人员，包括所要求的资格；

f）若输出结果不能由后续的监视或测量加以验证，应对生产和服务提供过程实现策划结果的能力进行确认，并定期再确认；

g）采取措施防止人为错误；

h）实施放行、交付和交付后的活动。

8.5.2　标识和可追溯性

需要时,组织应采用适当的方法识别输出,以确保产品和服务合格。

组织应在生产和服务提供的整个过程中按照监视和测量要求识别输出状态。

当有可追溯要求时,组织应控制输出的唯一性标识,并应保留所需的成文信息以实现可追溯。

8.5.3　顾客或外部供方的财产

组织应爱护在组织控制下或组织使用的顾客或外部供方的财产。

对组织使用的或构成产品和服务一部分的顾客和外部供方财产,组织应予以识别、验证、保护和防护。

若顾客或外部供方的财产发生丢失、损坏或发现不适用情况,组织应向顾客或外部供方报告,并保留所发生情况的成文信息。

注:顾客或外部供方的财产可能包括材料、零部件、工具和设备以及场所、知识产权和个人资料。

8.5.4　防护

组织应在生产和服务提供期间对输出进行必要的防护,以确保符合要求。

注:防护可包括标识、处置、污染控制、包装、储存、传输或运输以及保护。

8.5.5　交付后活动

组织应满足与产品和服务相关的交付后活动的要求。

在确定所要求的交付后活动的覆盖范围和程度时,组织应考虑:

a) 法律法规要求;

b) 与产品和服务相关的潜在不良的后果;

c) 产品和服务的性质、使用和预期寿命;

d) 顾客要求;

e) 顾客反馈。

注:交付后活动可包括保证条款所规定的措施、合同义务(如维护服务等)、附加服务(如回收或最终处置等)。

8.5.6　更改控制

组织应对生产或服务提供的更改进行必要的评审和控制,以确保持续地符合要求。

组织应保留成文信息,包括有关更改评审的结果、授权进行更改的人员以及根据评审所采取的必要措施。

8.6　产品和服务的放行

组织应在适当阶段实施策划的安排,以验证产品和服务的要求已得到满足。

除非得到有关授权人员的批准,适用时得到顾客的批准,否则在策划的安排已圆满完成之前,不应向顾客放行产品和交付服务。

组织应保留有关产品和服务放行的成文信息。成文信息应包括:

a) 符合接收准则的证据;

b) 可追溯到授权放行人员的信息。

8.7　不合格输出的控制

8.7.1　组织应确保对不符合要求的输出进行识别和控制,以防止非预期的使用或交付

组织应根据不合格的性质及其对产品和服务符合性的影响采取适当措施。这也适用于在

产品交付之后,以及在服务提供期间或之后发现的不合格产品和服务。

组织应通过下列一种或几种途径处置不合格输出:

a) 纠正;

b) 隔离、限制、退货或暂停对产品和服务的提供;

c) 告知顾客;

d) 获得让步接收的授权。

对不合格输出进行纠正之后应验证其是否符合要求。

8.7.2 组织应保留下列成文信息

a) 描述不合格;

b) 描述所采取的措施;

c) 描述获得的让步;

d) 识别处置不合格的授权。

9. 绩效评价

9.1 监视、测量、分析和评价

9.1.1 总则

组织应确定:

a) 需要监视和测量什么;

b) 需要用什么方法进行监视、测量、分析和评价,以确保结果有效;

c) 何时实施监视和测量;

d) 何时对监视和测量的结果进行分析和评价。

组织应评价质量管理体系的绩效和有效性。

组织应保留适当的成文信息,以作为结果的证据。

9.1.2 顾客满意

组织应监视顾客对其需求和期望已得到满足的程度的感受。组织应确定获取、监视和评审该信息的方法。

注:监视顾客感受的例子可包括顾客调查、顾客对交付产品或服务的反馈、顾客座谈、市场占有率分析、顾客赞扬、担保索赔和经销商报告。

9.1.3 分析与评价

组织应分析和评价通过监视和测量获得的适当的数据和信息。

应利用分析结果评价:

a) 产品和服务的符合性;

b) 顾客满意程度;

c) 质量管理体系的绩效和有效性;

d) 策划是否得到有效实施;

e) 应对风险和机遇所采取措施的有效性;

f) 外部供方的绩效;

g) 质量管理体系改进的需求。

注:数据分析方法可包括统计技术。

9.2 内部审核

9.2.1 组织应按照策划的时间间隔进行内部审核,以提供有关质量管理体系的下列信息:

a）是否符合：

1）组织自身的质量管理体系要求；

2）本标准的要求；

b）是否得到有效的实施和保持。

9.2.2　组织应：

a）依据有关过程的重要性、对组织产生影响的变化和以往的审核结果，策划、制定、实施和保持审核方案，审核方案包括频次、方法、职责、策划要求和报告；

b）规定每次审核的审核准则和范围；

c）选择审核员并实施审核，以确保审核过程客观公正；

d）确保将审核结果报告给相关管理者；

e）及时采取适当的纠正和纠正措施；

f）保留成文信息，作为实施审核方案以及审核结果的证据。

注：相关指南参见 GB/T 19011。

9.3　管理评审

9.3.1　总则

最高管理者应按照策划的时间间隔对组织的质量管理体系进行评审，以确保其持续的适宜性、充分性和有效性，并与组织的战略方向保持一致。

9.3.2　管理评审输入

策划和实施管理评审时应考虑下列内容：

a）以往管理评审所采取措施的情况；

b）与质量管理体系相关的内外部因素的变化；

c）下列有关质量管理体系绩效和有效性的信息，包括其趋势：

1）顾客满意和有关相关方的反馈；

2）质量目标的实现程度；

3）过程绩效以及产品和服务的合格情况；

4）不合格及纠正措施；

5）监视和测量结果；

6）审核结果；

7）外部供方的绩效。

d）资源的充分性；

e）应对风险和机遇所采取措施的有效性（见 6.1）；

f）改进的机会。

9.3.3　管理评审输出

管理评审的输出应包括与下列事项相关的决定和措施：

a）改进的机会；

b）质量管理体系所需的变更；

c）资源需求。

组织应保留成文信息，作为管理评审结果的证据。

10. 改进

10.1 总则

组织应确定和选择改进机会,并采取必要措施,以满足顾客要求和增强顾客满意。

这应包括:

a) 改进产品和服务,以满足要求并应对未来的需求和期望;

b) 纠正、预防或减少不利影响;

c) 改进质量管理体系的绩效和有效性。

注:改进的例子可包括纠正、纠正措施、持续改进、突破性变革、创新和重组。

10.2 不合格和纠正措施

10.2.1 当出现不合格时,包括来自投诉的不合格,组织应:

a) 对不合格做出应对,并在适用时:

1) 采取措施以控制和纠正不合格;

2) 处置后果。

b) 通过下列活动,评价是否需要采取措施,以消除产生不合格的原因,避免其再次发生或者在其他场合发生:

1) 评审和分析不合格;

2) 确定不合格的原因;

3) 确定是否存在或可能发生类似的不合格。

c) 实施所需的措施;

d) 评审所采取的纠正措施的有效性;

e) 需要时,更新策划期间确定的风险和机遇;

f) 需要时,变更质量管理体系。

纠正措施应与不合格所产生的影响相适应。

10.2.2 组织应保留成文信息,作为下列事项的证据:

a) 不合格的性质以及随后所采取的措施;

b) 纠正措施的结果。

10.3 持续改进

组织应持续改进质量管理体系的适宜性、充分性和有效性。

组织应考虑分析和评价的结果以及管理评审的输出,以确定是否存在需求或机遇,这些需求或机遇应作为持续改进的一部分加以应对。

附录 A(资料性附录)

新结构、术语和概念说明

A.1 结构和术语

为了更好地与其他管理体系标准保持一致,与此前的版本(GB/T 19001—2008)相比,本标准的章条结构(即章条顺序)和某些术语发生了变更。

本标准未要求在组织质量管理体系的成文信息中应用本标准的结构和术语。

本标准的结构旨在对相关要求进行连贯表述,而不是作为组织的方针、目标和过程的文件结构范例。若涉及组织运行的过程以及出于其他目的而保持信息,则质量管理体系成文信息的结构和内容通常在更大程度上取决于使用者的需要。

无须在规定质量管理体系要求时以本标准中使用的术语代替组织使用的术语。组织可以选择使用适合其运行的术语,(例如:可使用"记录""文件"或"协议",而不是"成文信息";或者使用"供应商""伙伴"或"卖方",而不是"外部供方")。本标准与此前版本之间的主要术语差异如表 A.1 所示。

表 A.1 GB/T19001—2008 和 GB/T19001—2015 之间的主要术语差异

GB/T 19001—2008	GB/T 19001—201X
产品	产品和服务
删减	未使用(见 A.5 对适用性的说明)
管理者代表	未使用(分配类似的职责和权限,但不要求委任一名管理者代表)
文件、质量手册、形成文件的程序、记录	成文信息
工作环境	过程运行环境
监视和测量设备	监视和测量资源
采购产品	外部提供的产品和服务
供方	外部供方

A.2 产品和服务

GB/T 19001—2008 使用的术语"产品"包括所有的输出类别。本标准则使用"产品和服务"。"产品和服务"包括所有的输出类别(硬件、服务、软件和流程性材料)。

特别包含"服务",旨在强调在某些要求的应用方面,产品和服务之间存在的差异。服务的特性表明,至少有一部分输出,是在与顾客的接触面上实现的。这意味着在提供服务之前不一定能够确认其是否符合要求。

在大多数情况下,"产品和服务"一起使用。由组织向顾客提供的或外部供方提供的大多数输出包括产品和服务两方面。例如:有形或无形产品可能涉及相关的服务,而服务也可能涉及相关的有形或无形产品。

A.3 理解相关方的需求和期望

4.2规定的要求包括了组织确定与质量管理体系有关的相关方,并确定来自这些相关方的要求。然而,4.2并不意味着因质量管理体系要求的扩展而超出了本标准的范围。正如范围中所述,本标准适用于需要证实其有能力稳定地提供满足顾客要求以及相关法律法规要求的产品和服务,并致力于增强顾客满意的组织。

本标准未要求组织考虑其确定的与质量管理体系无关的相关方。有关相关方的某个特定要求是否与其质量管理体系相关,需要由组织自行判断。

A.4 基于风险的思维

本标准以前的版本中已经隐含基于风险的思维的概念,如:有关策划、评审和改进的要求。本标准要求组织理解其组织环境(见4.1),并以确定风险作为策划的基础(见6.1)。这意味着将基于风险的思维应用于策划和实施质量管理体系过程(见4.4),并有助于确定成文信息的范围和程度。

质量管理体系的主要用途之一是作为预防工具。因此,本标准并未就"预防措施"设置单独条款或子条款,预防措施的概念是通过在质量管理体系要求中融入基于风险的思维来表达的。

由于在本标准中使用基于风险的思维,因而一定程度上减少了规定性要求,并以基于绩效的要求替代。在过程、成文信息和组织职责方面的要求比 GB/T 19001—2008 具有更大的灵活性。

虽然6.1规定组织应策划应对风险的措施,但并未要求运用正式的风险管理方法或将风险管理过程形成文件。组织可以决定是否采用超出本标准要求的更多风险管理方法,如:通过应用其他指南或标准。

在组织实现其预期目标的能力方面,并非质量管理体系的全部过程表现出相同的风险等级,并且不确定性的影响对于各组织不尽相同。根据6.1的要求,组织有责任应用基于风险的思维,并采取应对风险的措施,包括是否保留成文信息,以作为其确定风险的证据。

A.5 适用性

本标准在其要求对组织质量管理体系的适用性方面不使用"删减"一词。然而,组织可根据其规模和复杂程度、所采用的管理模式、活动领域以及所面临风险和机遇的性质,对相关要求的适用性进行评审。

在4.3中有关适用性方面的要求,规定了在什么条件下,组织能确定某项要求不适用于其质量管理体系范围内的过程。只有不实施某项要求不会对提供合格的产品和服务造成不利影响,组织才能决定该要求不适用。

A.6 成文信息

作为与其他管理体系标准相一致的共同内容,本标准有"成文信息"的条款,内容未做显著变更或增加(见7.5)。本标准的文本尽可能与其要求相适应。因此,"成文信息"适用于所有的文件要求。

在 GB/T 19001—2008 中使用的特定术语如"文件""形成文件的程序""质量手册"或"质量计划"等,在本标准中表述的要求为"保持成文信息"。

在 GB/T 19001—2008 中使用"记录"这一术语表示提供符合要求的证据所需要的文件,现在表述的要求为"保留成文信息"。组织有责任确定需要保留的成文信息及其存储时间和所用载体。

"保持"成文信息的要求并不排除基于特殊目的,组织也可能需要"保留"同一成文信息,如:保留其先前版本。

若本标准使用"信息"一词,而不是"成文信息"(如在 4.1 中"组织应对这些内部和外部因素的相关信息进行监视和评审"),则并未要求将这些信息形成文件。在这种情况下,组织可以决定是否有必要或适合保持成文信息。

A.7　组织的知识

本标准在 7.1.6 中要求组织确定并管理其拥有的知识,以确保其过程的运行,并能够提供合格的产品和服务。

引入组织的知识这一要求,其目的是:

a) 避免组织损失其知识,如:

——由于员工更替;

——未能获取和共享信息。

b) 鼓励组织获取知识,如:

——总结经验;

——专家指导;

——标杆比对。

A.8　外部提供过程、产品和服务的控制

在 8.4 中提出了所有形式的外部提供过程、产品和服务,如是否通过:

a) 从供方采购;

b) 关联公司的安排;

c) 将过程分包给外部供方。

外包总是具有服务的基本特征,因为这至少要在供方与组织之间的接触面上实施一项活动。

由于过程、产品和服务的性质,外部提供所需的控制可能存在很大差异。对外部供方以及外部提供的过程、产品和服务,组织可以应用基于风险的思维来确定适当的控制类型和控制程度。

附录 B(资料性附录)

SAC/TC151 制定的其他质量管理和质量管理体系标准

本附录描述的标准由 SAC/TC 151 制定(等同采用 ISO/TC176 质量管理和质量保证技术委员会制定的国际标准),旨在为应用本标准的组织提供支持信息,并为组织选择追求超越本标准要求的目标提供指南。本附录所列文件中包含的指南或要求并不增加或修改本标准的要求。

本标准条款与其他相关标准之间的关系如表 B.1 所示。

本附录不包括参考 GB/T 19000 族而制定的行业特定要求的质量管理体系标准。

本标准系 SAC/TC 151 所制定 GB/T 19000 族(等同采用 ISO 9000 族)的三个核心标准之一。

——GB/T 19000/ISO 9000《质量管理体系 基础和术语》为正确理解和实施本标准提供必要的基础。在制定本标准过程中考虑到了 GB/T 19000 详细描述的质量管理原则。这些原则本身不作为要求,但构成本标准所规定要求的基础。GB/T 19000 还规定了应用于本标准的术语、定义和概念。

——本标准(GB/T 19001/ISO 9001)规定的要求旨在为组织的产品和服务提供信任,从而增强顾客满意。正确实施本标准也能为组织带来其他预期利益,如:改进内部沟通,更好地理解和控制组织的过程。

——GB/T 19004/ISO 9004《追求组织的持续成功 质量管理方法》为组织选择超出本标准的要求提供指南,关注能够改进组织整体绩效的更加广泛的议题。GB/T 19004 包括自我评价方法指南,以便组织能够对其质量管理体系的成熟度进行评价。

在组织实施或寻求改进其质量管理体系、过程或相关活动的过程中,以下简要介绍的标准可以为其提供帮助。

——GB/T 19010/ISO 10001《质量管理 顾客满意 组织行为规范指南》,为组织确定其在满足顾客需求和期望方面的满意程度提供指南。实施该标准可以增强顾客对组织的信心,使组织对顾客的预期更加准确,从而降低误解和投诉的可能性。

——GB/T 19012/ISO 10002《质量管理 顾客满意 组织处理投诉指南》,通过确认和理解投诉方的需求和期望,并解决所接到的投诉,为组织提供有关投诉处理过程的指南。该标准提供了一个开放、有效和易于应用的投诉过程,包括人员培训。并且也为小企业提供指南。

——GB/T 19013/ISO 10003《质量管理 顾客满意 组织外部争议解决指南》,为组织有效和高效地解决有关产品投诉的外部争议提供指南。当投诉不能在组织内部解决时,争议解决是一种补偿途径。大多数投诉可以在组织内部成功解决,无须更多的冲突过程。

——GB/Z 27907/ISO 10004《质量管理 顾客满意 监视和测量指南》,为组织采取增强顾客满意的措施、并识别顾客所关注的产品、过程和属性的改进机会提供了指南。这些措施能够增强顾客忠诚,避免顾客流失。

——GB/T 19015/ISO 10005《质量管理体系　质量计划指南》，为组织制定和实施质量计划，作为满足相关过程、产品、项目或合同要求的手段，形成支持产品实现的工作方法和实践提供了指南。制定质量计划的益处在于能使相关人员增加可以满足质量要求并有效控制相应过程的信心，推动其积极参与。

——GB/T 19016/ISO 10006《质量管理体系　项目质量管理指南》，可适用于从小到大、从简单到复杂、从单独的项目到项目组合中组成部分的各种项目。既可供项目管理人员使用，也可供需要确保其组织应用质量管理体系标准相关实践的人员使用。

——GB/T 19017/ISO 10007《质量管理体系　技术状态管理指南》，帮助组织在整个寿命周期内对产品的技术和管理状态应用技术状态管理。技术状态管理可用于满足本标准规定的产品标识和可追溯要求。

——ISO 10008《质量管理　顾客满意　企业-消费者　电子商务交易指南》，指导组织如何有效和高效地实施企业-消费者电子商务交易系统（B2C ECT），从而为增加顾客对此电子商务交易的信心奠定基础，提高组织满足顾客要求的能力，以减少投诉和争议。

——GB/T 19022/ISO 10012《测量管理体系　测量过程和测量设备的要求》，为测量过程管理以及支持和证明符合计量要求的测量设备的计量确认提供了指南。该标准规定测量管理体系的质量管理准则，以确保满足计量要求。

——GB/T 19023/ISO/TR 10013《质量管理体系文件指南》，为编制和保持质量管理体系所需的文件提供了指南。该标准能用于质量管理体系相关标准以外的管理体系，如：环境管理体系和安全管理体系。

——GB/T 19024/ISO 10014《质量管理　实现财务和经济效益的指南》专门为最高管理者制定。该标准为通过应用质量管理原则实现财务和经济效益提供了指南。其有利于促进组织应用管理原则以及选择持续成功的方法和工具。

——GB/T 19025/ISO 10015《质量管理　培训指南》，为组织解决培训相关问题提供了帮助和指南。该标准能用于质量管理体系相关标准涉及"教育"与"培训"事宜时所需的指南。所谓"培训"包括所有类型的教育和培训。

——GB/Z 19027/ISO/TR 10017《GB/T 19001—2000 的统计技术指南》，解释了依据在明显稳定条件下也可观察到过程状态和结果的变量的统计技术。采用统计技术可以更好地利用获得的数据进行决策，从而有助于持续改进产品和过程质量，实现顾客满意。

——ISO 10018《质量管理　人员参与和能力指南》，提供了影响人员参与和能力方面的指南。质量管理体系取决于胜任人员的积极主动参与，以及这些人员的组织管理方式。其对所需知识、技能、行为、工作环境的识别、发展和评价至关重要。

——GB/T 19029/ISO 10019《质量管理体系咨询师的选择及其服务使用的指南》，指导如何选择质量管理体系咨询师以及使用其服务。该标准为质量管理体系咨询师的能力评价过程提供了指南，帮助组织获得满足其需求和期望的咨询服务。

——GB/T 19011/ISO 19011《管理体系审核指南》，就审核方案管理、管理体系审核的策划和实施以及审核员和审核组能力评价提供指南。该标准适用于审核员、实施管理体系的组织以及实施管理体系审核的组织。

表 B.1 本标准条款与其他质量管理和质量管理体系标准之间的关系

其他标准	本标准条款						
	4	5	6	7	8	9	10
GB/T 19000/ISO 9000	全部内容	全部内容	全部内容	全部内容	全部内容	全部内容	全部内容
GB/T 19004/ISO 9004	全部内容	全部内容	全部内容	全部内容	全部内容	全部内容	全部内容
GB/T 19010/ISO 10001					8.2.2, 8.5.1	9.1.2	
GB/T 19012/ISO 10002					8.2.1	9.1.2	10.2.1
GB/T 19013/ISO 10003						9.1.2	
GB/Z 27907/ISO 10004						9.1.2, 9.1.3	
GB/T 19015/ISO 10005		5.3	6.1,6.2	全部内容	全部内容	9.1	10.2
GB/T 19016/ISO 10006	全部内容	全部内容	全部内容	全部内容	全部内容	全部内容	全部内容
GB/T 19017/ISO 10007					8.5.2		
ISO 10008	全部内容	全部内容	全部内容	全部内容	全部内容	全部内容	全部内容
GB/T 19022/ISO 10012				7.1.5			
GB/T 19023/ISO/TR 10013				7.5			
GB/T 19024/ISO 10014	全部内容	全部内容	全部内容	全部内容	全部内容	全部内容	全部内容
GB/T 19025/ISO 10015				7.2			
GB/Z 19027/ISO/TR 10017			6.1	7.1.5		9.1	
ISO 10018	全部内容	全部内容	全部内容	全部内容	全部内容	全部内容	全部内容
GB/T 19029/ISO 10019					8.4		
GB/T 19011/ISO 19011						9.2	

注:"全部内容"表示本标准该条款的全部内容与其他的相应标准相关。

参 考 文 献

［1］GB/T 19004 追求组织的持续成功 质量管理方法

［2］GB/T 19010 质量管理 顾客满意 组织行为规范指南

［3］GB/T 19012 质量管理 顾客满意 组织处理投诉指南

［4］GB/T 19013 质量管理 顾客满意 组织外部争议解决指南

［5］GB/Z 27907 质量管理 顾客满意 监视和测量指南

［6］GB/T 19015 质量管理体系 质量计划指南

［7］GB/T 19016 质量管理体系 项目质量管理指南

［8］GB/T 19017 质量管理体系 技术状态管理指南

［9］ISO 10008 Quality management-Customer satisfaction-Guidelines for busin ess-to-consumer electronic co mmerce transactions

［10］GB/T 19022 测量管理体系 测量过程和测量设备的要求

［11］GB/T 19023 质量管理体系文件指南

［12］GB/T 19024 质量管理 实现财务和经济效益的指南

［13］GB/T 19025 质量管理 培训指南

［14］GB/Z 19027 GB/T19001—2000 的统计技术指南

［15］ISO 10018 Quality management-Guidelines on people involvement and competence

［16］GB/T 19029 质量管理体系咨询师的选择及其服务使用的指南

［17］GB/T 24001 环境管理体系 要求及使用指南

［18］GB/T 19011 管理体系审核指南

［19］ISO 31000,Risk management-Principles and guidelines

［20］ISO 37500,Guidance on outsourcing

［21］ISO/IEC 90003,Software engineering-Guidelines for the application of ISO 9001：2008 to computer software

［22］IEC 60300－1,Dependability management-Part 1：Guidance for management and application

［23］IEC 61160,Design review

［24］Quality management principles,ISO

［25］Selection and use of the ISO 9000 family of standards,ISO

［26］ISO 9001 for Small Businesses—What to do,ISO

［27］Integrated use of management system standards,ISO

［28］www. iso. org/tc176/sc02/public

［29］www. iso. org/tc176/ISO9001AuditingPracticesGroup

附录二　医学实验室质量和能力认可准则

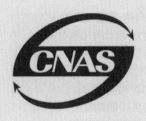

CNAS-CL02

医学实验室质量和能力认可准则

Accreditation Criteria for the Quality and Competence of Medical Laboratories
（ISO 15189：2012，IDT）

中国合格评定国家认可委员会

前 言

本准则规定了中国合格评定国家认可委员会(英文缩写:CNAS)对医学实验室质量和能力进行认可的专用要求,包含了医学实验室为证明其按质量管理体系运行、具有相应技术能力并能提供正确的技术结果所必须满足的要求。

本准则等同采用 ISO 15189:2012《医学实验室——质量和能力的要求》,此外,我国对医学实验室的相关法律法规要求,医学实验室也须同时遵守。

医学实验室的服务对于患者的医疗很重要,因而应满足患者及负责患者医疗的临床人员的需求。这些服务包括检验申请的安排,患者准备,患者识别,样品采集、运送和保存,临床样品的处理和检验以及后续的解释、报告及建议,此外,还包括医学实验室工作的安全和伦理方面的相关事项。

只要我国法律法规允许,鼓励医学实验室的服务能包含为咨询病例的患者进行检验,以及积极参与除诊断和患者服务之外的疾病预防,同时,也鼓励实验室为其专业工作人员提供适宜的教育和科研机会。

尽管本准则旨在用于目前公认的医学实验室服务所涉及的各类学科,但在临床生理学、医学影像学和医学物理学等其他服务和学科领域工作的人员,会发现本准则也是有用且适当的。CNAS欢迎对医学实验室能力进行承认的各机构将本准则作为其工作的基础。

尽管本准则用于实验室认可(accreditation)而不意图用作认证(certification)目的,然而医学实验室符合本准则的要求即意味着满足持续发布技术上有效结果所必需的技术能力和管理体系要求。本准则第 4 章的管理体系要求以医学实验室的相关语言表述,满足 GB/T 19001—2008/ISO 9001:2008《质量体系 要求》的原则,与其相关要求一致。

本准则基于 GB/T 27025/ISO/IEC 17025 和 GB/T 19001/ISO 9001 制定。附录 A 详细列出了 ISO 15189:2012 与 ISO 9001:2008 和 ISO/IEC 17025:2005 的相关性。

本准则为第三版,取代 CNAS-CL02:2008(第二版)。

医学实验室质量和能力认可准则

1 范围

本准则规定了医学实验室质量和能力的要求。

本准则可用于医学实验室建立质量管理体系和评估自己的能力,也可用于实验室客户、监管机构和认可机构确认或承认医学实验室的能力。

注:国际、国家或地区法规或要求也可能适用于本准则中的特定内容。

2 规范性引用文件

以下引用文件对于本准则的应用必不可少。注明日期的引用文件,只采用所引用的版本;没有注明日期的引用文件,采用最新版本(包括任何修订)。

2.1 GB/T 27000 合格评定 词汇和通用原则(ISO/IEC 17000,IDT)

2.2 GB/T 27025 检测和校准实验室能力的通用要求(ISO/IEC 17025,IDT)

2.3 ISO/IEC 指南 2 标准化和相关活动—通用词汇

2.4 ISO/IEC 指南 99 国际计量学词汇—基本和通用概念及相关术语

3 术语和定义

GB/T 27000/ISO/IEC 17000、ISO/IEC 指南 2 和 ISO/IEC 指南 99 中及以下术语和定义适用于本准则。

3.1 认可 accreditation

权威机构对一个组织有能力执行特定工作给出正式承认的过程。

3.2 警示区间 alert interval

危急区间 critical interval

表明患者存在伤害或死亡直接风险的警示(危急)试验的检验结果区间。

注1:此区间可以是仅规定一个阈值的开区间。

注2:由实验室为其患者和用户制定适当的警示试验列表。

3.3 结果的自动选择和报告 automated selection and reporting of results

结果的自动选择和报告过程。在此过程中,患者检验结果送至实验室信息系统并与实验室规定的接受标准比较,在规定标准内的结果自动输入到规定格式的患者报告中,无须任何外加干预。

3.4 生物参考区间 biological reference interval

参考区间 reference interval

取自生物参考人群的值分布的规定区间。

示例:假定健康的男性和女性人群血清钠离子浓度值的中间 95% 生物参考区间为 135～145 mmol/L。

注1:参考区间一般定义为中间 95% 区间,特定情况下,其他宽度或非对称定位的参考区间可能更为适宜。

注2:参考区间可能会取决于原始样品种类和所用的检验程序。

注3:某些情况下,只有一个生物参考限才是重要的,如上限 x,此时相应的参考区间即小于或等于 x。

注4:"正常范围""正常值"及"临床范围"等术语意义不清,因此不建议使用。

3.5 能力 competence

经证实的应用知识和技能的本领。

注:在本准则中,所定义的能力的概念是通用的。在其他的 ISO 文件中,本词汇的使用可能更具体。

[GB/T 19000—2008/ISO 9000:2005,定义 3.1.6]

3.6 文件化程序 documented procedure

被文件化、实施和维持的完成一项活动或一个过程的规定途径。

注1:一个文件化程序的要求可以在一个或一个以上的文件中描述。

注2:根据 GB/T 19000/ISO 9000:2005 定义 3.4.5 改写。

3.7 检验 examination

以确定一个特性的值或特征为目的的一组操作。

注1:在某些学科(如微生物学),一项检验是多项试验、观察或测量的总体活动。

注2:确定一个特性的值的实验室检验称为定量检验;确定一个特性的特征的实验室检验称为定性检验。

注3:实验室检验也常称为检测或试验。

3.8 实验室间比对 interlaboratory comparison

按照预先规定的条件,由两个或多个实验室对相同或类似的物品进行测量或检测的组织、实施和评价。[GB/T 27043—2012/ISO/IEC 17043:2010,定义 3.4]

3.9 实验室主任 laboratory director

对实验室负有责任并拥有权力的一人或多人。

注1:本准则所指的一人或多人统称为实验室主任。

注2:国家、地区和地方法规对资质和培训的要求可适用。

3.10 实验室管理层 laboratory management

指导和管理实验室活动的一人或多人。

注:术语"实验室管理层"与 GB/T 19000—2008/ISO 9000:2005 中的"最高管理者"同义。

3.11 医学实验室 medical laboratory

临床实验室 clinical laboratory

以提供人类疾病诊断、管理、预防和治疗或健康评估的相关信息为目的,对来自人体的材料进行生物学、微生物学、免疫学、化学、血液免疫学、血液学、生物物理学、细胞学、病理学、遗传学或其他检验的实验室,该类实验室也可提供涵盖其各方面活动的咨询服务,包括结果解释和进一步的适当检查的建议。

注:这些检验也包括确定、测量或其他描述各种物质或微生物存在与否的程序。

3.12 不符合 nonconformity

未满足要求。[GB/T 19000—2008/ISO 9000:2005,定义 3.6.2]

注:常用的其他术语包括:事故、不良事件、差错、事件等。

3.13 床旁检验 point—of—care—testing(POCT)

近患检验 near—patient testing

在患者附近或其所在地进行的、其结果可能导致患者的处置发生改变的检验。[ISO 22870:2006,定义 3.1]

3.14 检验后过程 post—examination processes

分析后阶段 postanalytical phase

检验之后的过程,包括结果复核、临床材料保留和储存、样品(和废物)处置,以及检验结果的格式化、发布、报告和留存等。

3.15 检验前过程 pre—examination processes

分析前阶段 preanalytical phase

按时间顺序自医生申请至分析检验启动的过程,包括检验申请、患者准备和识别、原始样品采集、运送和实验室内传递等。

3.16 原始样品 primary sample

标本 specimen

为检验、研究或分析一种或多种量或特性而取出的认为可代表整体的一独立部分的体液、呼出气、毛发或组织等。

注1:全球协调工作组(GHTF)在其协调指导文件中用"specimen"表示医学实验室检验用生物源样品。

注2:在某些国际标准化组织(ISO)和欧洲标准化委员会(CEN)文件中,"标本"定义为"来自人体的生物样品"。

注3:在某些国家,用"标本"代替原始样品(或其分样品),指准备送至实验室或实验室收到的供检验用的样品。

3.17 过程 process

将输入转化为输出的相互关联或相互作用的一组活动。

注1:一个过程的输入通常是其他过程的输出。

注2:根据 GB/T 19000—2008/ISO 9000:2005 定义 3.4.1 改写。

3.18 质量 quality

一组固有特性满足要求的程度。

注1:术语"质量"可使用形容词例如差、好或优秀来修饰。

注2:"固有的"(其反义是"赋予的")是指本来就有的,尤其是那种永久的特性。

[GB/T 19000—2008/ISO 9000:2005,定义 3.1.1]

3.19　质量指标 quality indicator

一组内在特征满足要求的程度的度量。

注1:质量的测量指标可表示为,例如,产出百分数(在规定要求内的百分数)、缺陷百分数(在规定要求外的百分数)、百万机会缺陷数(DPMO)或六西格玛级别。

注2:质量指标可测量一个机构满足用户需求的程度和所有运行过程的质量。

示例:如"要求"为实验室接收的所有尿液样品未被污染,则收到被污染的尿液样品占收到的所有尿液样品(此过程的固有特性)的百分数就是此过程质量的一个度量。

3.20　质量管理体系 quality management system

在质量方面指挥和控制组织的管理体系。

注1:本定义中的术语"质量管理体系"涉及以下活动:通用管理活动,资源供给与管理,检验前、检验和检验后过程,评估和持续改进。

注2:根据 GB/T 19000—2008/ISO 9000:2005 定义 3.2.3 改写。

3.21　质量方针 quality policy

由实验室管理层正式发布的关于质量方面的实验室宗旨和方向。

注1:通常质量方针与组织的总方针相一致并为制定质量目标提供框架。

注2:根据 GB/T 19000—2008/ISO 9000:2005 定义 3.2.4 改写。

3.22　质量目标 quality objective

在质量方面所追求的目的。

注1:质量目标通常依据实验室的质量方针制定。

注2:通常对组织的相关职能和层次分别规定质量目标。

注3:根据 GB/T 19000—2008/ISO 9000:2005 定义 3.2.5 改写。

3.23　受委托实验室 referral laboratory

样品被送检的外部实验室。

注:受委托实验室是实验室管理层选择转送样品或分样品供检验,或当无法实施常规检验时,送外检的实验室。受委托实验室不是组织或法规要求送检的实验室,如公共卫生、法医、肿瘤登记及中心(母体)机构的实验室。

3.24　样品 sample

取自原始样品的一部分或多部分。

示例:取自一较大体积血清的一定体积的血清。

3.25　周转时间 turnaround time

经历检验前、检验和检验后过程中的两个指定点之间所用的时间。

3.26　确认 validation

通过提供客观证据对特定的预期用途或应用要求已得到满足的认定。

注1:"已确认"一词用于表明相应的状态。

注 2:根据 GB/T 19000—2008/ISO 9000:2005 定义 3.8.5 改写。

3.27 验证 verification

通过提供客观证据对规定要求已得到满足的认定。

注 1:"已验证"一词用于表明相应的状态。

注 2:认定可包括下述活动,如:

——变换方法进行计算;

——将新设计规范与已证实的类似设计规范进行比较;

——进行试验和演示;

——文件发布前进行评审。

[GB/T 19000—2008/ISO 9000:2005,定义 3.8.4]

4 管理要求

4.1 组织和管理责任

4.1.1 组织

4.1.1.1 总则

医学实验室(以下简称"实验室")在其固定设施、相关设施或移动设施开展工作时,均应符合本准则的要求。

4.1.1.2 法律实体

实验室或其所在组织应是能为其活动承担法律责任的实体。

4.1.1.3 伦理行为

实验室管理层应做出适当安排以确保:

a) 不卷入任何可能降低实验室在能力、公正性、判断力或诚信性等方面的可信度的活动;

b) 管理层和员工不受任何可能对其工作质量产生不利的不正当的商业、财务或其他压力和影响;

c) 利益竞争中可能存在潜在冲突时,应公开且适宜地做出声明;

d) 有适当的程序确保员工按照相关法规要求处理人类样品、组织或剩余物;

e) 维护信息的保密性。

4.1.1.4 实验室主任

实验室应由一名或多名有能力且对实验室提供服务负责的人员领导。

实验室主任的职责应包括与实验室提供服务相关的专业、学术、顾问或咨询、组织、管理及教育事务。

实验室主任可将选定的职能和(或)职责指定给合格的人员,但实验室主任对实验室的全面运行及管理承担最终责任。

实验室主任的职能和职责应文件化。

实验室主任(或指定人员)应具有必需的能力、权限和资源,以满足本准则要求。

实验室主任(或指定人员)应:

a) 根据所在机构赋予的职能范围,对实验室服务实行有效领导,包括预算策划和财务管理;

b) 与相应的认可和监管部门、相关行政管理人员、卫生保健团体、所服务的患者人群以及正式的协议方有效联系并发挥作用(需要时);

c）确保有适当数量的具备所需的教育、培训和能力的员工，以提供满足患者需求和要求的实验室服务；

d）确保质量方针的实施；

e）建立符合良好规范和适用要求的安全实验室环境；

f）在所服务的机构中发挥作用（适用且适当时）；

g）确保为试验选择、利用实验室服务及检验结果解释提供临床建议；

h）选择和监控实验室的供应方；

i）选择受委托实验室并监控其服务质量（见4.5）；

j）为实验室员工提供专业发展计划，并为其提供机会参与实验室专业性组织的科学和其他活动；

k）制定、实施并监控实验室服务绩效和质量改进标准；

注：可通过参加母体组织的各种质量改进委员会活动实现上述要求（适用且适当时）。

l）监控实验室开展的全部工作以确定输出给临床的相关信息；

m）处理实验室员工和（或）实验室服务用户的投诉、要求或建议（见4.8、4.14.3和4.14.4）；

n）设计和实施应急计划，以确保实验室在服务条件有限或不可获得等紧急或其他情况下能提供必要服务；

注：宜定期验证应急计划。

o）策划和指导研发工作（适当时）。

4.1.2　管理责任

4.1.2.1　管理承诺

实验室管理层应通过以下活动提供建立和实施质量管理体系的承诺的证据，并持续改进其有效性：

a）告知实验室员工满足用户要求和需求（见4.1.2.2）以及满足法规和认可要求的重要性；

b）建立质量方针（见4.1.2.3）；

c）确保制定质量目标和策划（见4.1.2.4）；

d）明确所有人员的职责、权限和相互关系（见4.1.2.5）；

e）建立沟通过程（见4.1.2.6）；

f）指定一名质量主管（或其他称谓）（见4.1.2.7）；

g）实施管理评审（见4.15）；

h）确保所有人员有能力承担指定工作（见5.1.6）；

i）确保有充分资源（见5.1、5.2和5.3）以正确开展检验前、检验和检验后工作（见5.4、5.5和5.7）。

4.1.2.2　用户需求

实验室管理层应确保实验室服务，包括适当的解释和咨询服务，满足患者及实验室服务使用方的需求（见4.4和4.14.3）。

4.1.2.3　质量方针

实验室管理层应在质量方针中规定质量管理体系的目的。实验室管理层应确保质量方针：

a）与组织的宗旨相适应；

b）包含对良好职业行为、检验适合于预期目的、符合本准则的要求以及实验室服务质量的持续改进的承诺；

c) 提供建立和评审质量目标的框架；

d) 在组织内传达并得到理解；

e) 持续适用性得到评审。

4.1.2.4 质量目标和策划

实验室管理层应在组织内的相关职能和层级上建立质量目标，包括满足用户需求和要求的目标。质量目标应可测量并与质量方针一致。

实验室管理层应确保落实质量管理体系的策划以满足要求（见4.2）和质量目标。实验室管理层应确保在策划并改变质量管理体系时，维持其完整性。

4.1.2.5 职责、权限和相互关系

实验室管理层应确保对职责、权限和相互关系进行规定、文件化并在实验室内传达。此应包括指定一人或多人负责实验室每项职能，指定关键管理和技术人员的代理人。

注：在小型实验室一人可能会同时承担多项职能，对每项职能指定一位代理人可能不切实际。

4.1.2.6 沟通

实验室管理层应有与员工进行沟通的有效方法（见4.14.4）；应保留在沟通和会议中讨论事项的记录。

实验室管理层应确保在实验室及其利益方之间建立适宜的沟通程序，并确保就实验室检验前、检验、检验后过程以及质量管理体系的有效性进行沟通。

4.1.2.7 质量主管

实验室管理层应指定一名质量主管，不管其是否有其他职责，质量主管应具有以下职责和权限：

a) 确保建立、实施和维持质量管理体系所需的过程；

b) 就质量管理体系运行情况和改进需求向负责实验室方针、目标和资源决策的实验室管理层报告；

c) 确保在整个实验室组织推进理解用户需求和要求的意识。

4.2 质量管理体系

4.2.1 总则

实验室应按照本准则的要求，建立、文件化、实施并维持质量管理体系并持续改进其有效性。

质量管理体系应整合所有必需过程，以符合质量方针和目标要求并满足用户的需求和要求。

实验室应：

a) 确定质量管理体系所需的过程并确保这些过程在实验室得到实施；

b) 确定这些过程的顺序和相互关系；

c) 确定所需的标准和方法以确保这些过程得到有效运行和控制；

d) 确保具备所需的资源和信息以支持过程的运行和监控；

e) 监控和评估这些过程；

f) 实施必要措施以达到这些过程的预期结果并持续改进。

4.2.2　文件化要求

4.2.2.1　总则

质量管理体系文件应包括：

a) 质量方针(见 4.1.2.3)和质量目标(见 4.1.2.4)的声明；

b) 质量手册(见 4.2.2.2)；

c) 本准则要求的程序和记录；

d) 实验室为确保有效策划、运行并控制其过程而规定的文件和记录(见 4.13)；

e) 适用的法规、标准及其他规范文件。

注：只要方便获取并受到保护，不会导致非授权的修改及不当的损坏，文件的媒介可采用任何形式或类型。

4.2.2.2　质量手册

实验室应建立并维护一份质量手册，包括：

a) 质量方针(见 4.1.2.3)或其引用之处；

b) 质量管理体系的范围；

c) 实验室组织和管理结构及其在母体组织中的位置；

d) 确保符合本准则的实验室管理层(包括实验室主任和质量主管)的作用和职责；

e) 质量管理体系中使用的文件的结构和相互关系；

f) 为质量管理体系而制定的文件化政策并指明支持这些政策的管理和技术活动。

所有实验室员工应能够获取质量手册及其引用的文件并能得到使用和应用这些文件的指导。

4.3　文件控制

实验室应控制质量管理体系要求的文件并确保防止意外使用废止文件。

注 1：宜考虑对由于版本或时间而发生变化的文件进行控制，例如，政策声明、使用说明、流程图、程序、规程、表格、校准表、生物参考区间及其来源、图表、海报、公告、备忘录、软件、画图、计划书、协议和外源性文件如法规、标准和提供检验程序的教科书等。

注 2：记录包含特定时间点获得的结果或提供所开展活动的证据信息，并按照 4.13"记录控制"的要求进行维护。

实验室应制定文件化程序以确保满足以下要求：

a) 组成质量管理体系的所有文件，包括计算机系统中维护的文件，在发布前经授权人员审核并批准；

b) 所有文件均进行识别，包括：

—标题；

—每页均有唯一识别号；

—当前版本的日期和(或)版本号；

—页码和总页数(如"第 1 页共 5 页""第 2 页共 5 页")；

—授权发布。

注："版本"(也可使用其他同义词)用于表示不同时间段发布的、带有修改或补充内容的一系列文件中的一个。

c) 以清单方式识别现行有效版本及其发放情况(例如：文件清单、目录或索引)；

d) 在使用地点只有适用文件的现行授权版本；

　　e）如果实验室的文件控制制度允许在文件再版前对其手写修改,则规定修改程序和权限。在修改之处清晰标记、签名并注明日期。修订的文件在规定期限内发布;

　　f）文件的修改可识别;

　　g）文件易读;

　　h）定期评审并按期更新文件以确保其仍然适用;

　　i）对受控的废止文件标注日期并标记为废止;

　　j）在规定期限或按照适用的规定要求,至少保留一份受控的废止文件。

4.4　服务协议

4.4.1　建立服务协议

　　实验室应制定文件化程序用于建立提供实验室服务的协议并对其进行评审。

　　实验室收到的每份检验申请均应视为协议。

　　实验室服务协议应考虑申请、检验和报告。协议应规定申请所需的信息以确保适宜的检验和结果解释。

　　实验室执行服务协议时应满足以下要求:

　　a）应规定、文件化并理解客户和用户、实验室服务提供者的要求,包括使用的检验过程(见5.4.2和5.5);

　　b）实验室应有能力和资源满足要求;

　　c）实验室人员应具备实施预期检验所需的技能和专业知识;

　　d）选择的检验程序应适宜并能够满足客户需求(见5.5.1);

　　e）当协议的偏离影响到检验结果时,应通知客户和用户;

　　f）应说明实验室委托给其他实验室或顾问的工作。

　　注1:客户和用户可包括临床医师、卫生保健机构、第三方付费组织或机构、制药公司和患者。

　　注2:当患者是客户时(例如:患者有能力直接申请检验),宜在实验室报告和解释性信息中说明服务的变更。

　　注3:在受委托执业者或基金机构的财务安排可引发检验委托或患者委托或影响执业者对患者最佳利益的独立评估时,实验室不应卷入其中。

4.4.2　服务协议的评审

　　实验室服务协议的评审应包括协议的所有内容。评审记录应包括对协议的任何修改和相关讨论。

　　实验室服务开始后如需修改协议,应重复同样的协议评审过程,并将所有修改内容通知所有受影响方。

4.5　受委托实验室的检验

4.5.1　受委托实验室和顾问的选择与评估

　　实验室应制定文件化程序用于选择与评估受委托实验室和对各个学科的复杂检验提供意见和解释的顾问。

　　该程序应确保满足以下要求:

　　a）在征求实验室服务用户的意见后(适用时),实验室应负责选择受委托实验室及顾问,监控其工作质量,并确保受委托实验室或顾问有能力开展所申请的检验;

　　b) 应定期评审并评估与受委托实验室和顾问的协议,以确保满足本准则的相关要求;

　　c) 应保存定期评审的记录;

　　d) 应维护一份所有受委托实验室和征求意见的顾问的清单;

　　e) 应按预定时限保留所有委托样品的申请单和检验结果。

4.5.2　检验结果的提供

　　委托实验室(而非受委托实验室)应负责确保将受委托实验室的检验结果提供给申请者,除非协议中有其他规定。

　　如果由委托实验室出具报告,则报告中应包括受委托实验室或顾问报告结果的所有必需要素,不应做任何可能影响临床解释的改动。报告应注明由受委托实验室或顾问实施的检验。

　　应明确标识添加评语的人员。

　　实验室应考虑周转时间、测量准确度、转录过程和解释技巧的要求,采用最适合的方式报告受委托实验室的结果。当需要受委托实验室和委托实验室双方的临床医生和专家合作才能对检验结果进行正确解释和应用时,应确保这一过程不受商业或财务的干扰。

4.6　外部 服务和供应

　　实验室应制定文件化程序用于选择和购买可能影响其服务质量的外部服务、设备、试剂和耗材(见 5.3)。

　　实验室应按照自身要求选择和批准有能力稳定供应外部服务、设备、试剂和耗材的供应商,但可能需要与组织中的其他部门合作以满足本要求。应建立选择标准。应维持选择和批准的设备、试剂和耗材的供应商清单。

　　购买信息应说明所需购买的产品或服务的要求。

　　实验室应监控供应商的表现以确保购买的服务或物品持续满足规定标准。

4.7　咨询服务

　　实验室应建立与用户沟通的以下安排:

　　a) 为选择检验和使用服务提供建议,包括所需样品类型(见 5.4)、临床指征和检验程序的局限性以及申请检验的频率;

　　b) 为临床病例提供建议;

　　c) 为检验结果解释提供专业判断(见 5.1.2 和 5.1.6);

　　d) 推动实验室服务的有效利用;

　　e) 咨询科学和后勤事务,如样品不满足可接受标准的情况。

4.8　投诉的解决

　　实验室应制定文件化程序用于处理来自临床医师、患者、实验室员工或其他方的投诉或反馈意见;应保存所有投诉、调查以及采取措施的记录(见 4.14.3)。

4.9　不符合的识别和控制

　　实验室应制定文件化程序以识别和管理质量管理体系各方面发生的不符合,包括检验前、检验和检验后过程。

　　该程序应确保:

　　a) 指定处理不符合的职责和权限;

　　b) 规定应采取的应急措施;

　　c) 确定不符合的程度;

d) 必要时终止检验、停发报告;

e) 考虑不符合检验的临床意义,通知申请检验的临床医师或使用检验结果的授权人员(适用时);

f) 收回或适当标识已发出的存在不符合或潜在不符合的检验结果(需要时);

g) 规定授权恢复检验的职责;

h) 记录每一不符合事项并文件化,按规定的周期对记录进行评审,以发现趋势并启动纠正措施。

注:不符合的检验或活动可发生在不同方面,可用不同方式识别,包括医师的投诉、内部质量控制指标、设备校准、耗材检查、实验室间比对、员工的意见、报告和证书的核查、实验室管理层评审、内部和外部审核。

如果确定检验前、检验和检验后过程的不符合可能会再次发生,或对实验室与其程序的符合性有疑问时,实验室应立即采取措施以识别、文件化和消除原因。应确定需采取的纠正措施并文件化(见 4.10)。

4.10 纠正措施

实验室应采取纠正措施以消除产生不符合的原因。纠正措施应与不符合的影响相适应。

实验室应制定文件化程序用于:

a) 评审不符合;

b) 确定不符合的根本原因;

c) 评估纠正措施的需求以确保不符合不再发生;

d) 确定并实施所需的纠正措施;

e) 记录纠正措施的结果(见 4.13);

f) 评审采取的纠正措施的有效性(见 4.14.5)。

注:为减轻影响而在发现不符合的当时所采取的措施为"应急"措施。只有消除导致不符合产生的根本原因的措施才视为"纠正措施"。

4.11 预防措施

实验室应确定措施消除潜在不符合的原因以预防其发生。预防措施应与潜在问题的影响相适应。

实验室应制定文件化程序用于:

a) 评审实验室数据和信息以确定潜在不符合存在于何处;

b) 确定潜在不符合的根本原因;

c) 评估预防措施的需求以防止不符合的发生;

d) 确定并实施所需的预防措施;

e) 记录预防措施的结果(见 4.13);

f) 评审采取的预防措施的有效性。

注:预防措施是事先主动识别改进可能性的过程,而不是对已发现的问题或投诉(即不符合)的反应。除对操作程序进行评审之外,预防措施还可能涉及数据分析,包括趋势和风险分析以及外部质量评价(能力验证)。

4.12 持续改进

实验室应通过实施管理评审,将实验室在评估活动、纠正措施和预防措施中显示出的实际表现与其质量方针和质量目标中规定的预期进行比较,以持续改进质量管理体系(包括检验前、检验和检验后过程)的有效性。改进活动应优先针对风险评估中得出的高风险事项。适用时,应制定、文件化并实施改进措施方案;应通过针对性评审或审核相关范围的方式确定采取措施的有效性(见4.14.5)。

实验室管理层应确保实验室参加覆盖患者医疗的相关范围及医疗结果的持续改进活动。如果持续改进方案识别出了持续改进机会,则不管其出现在何处,实验室管理层均应着手解决。实验室管理层应就改进计划和相关目标与员工进行沟通。

4.13 记录控制

实验室应制定文件化程序用于对质量和技术记录进行识别、收集、索引、获取、存放、维护、修改及安全处置。

应在对影响检验质量的每一项活动产生结果的同时进行记录。

注1:只要易于获取并可防止非授权的修改,记录的媒介可采用任何形式或类型。应能获取记录的修改日期(相关时,包括时间)和修改人员的身份识别。

实验室应规定与质量管理体系(包括检验前、检验和检验后过程)相关的各种记录的保存时间。记录保存期限可以不同,但报告的结果应能在医学相关或法规要求的期限内进行检索。

注2:从法律责任角度考虑,某些类型的程序(如组织学检验、基因检验、儿科检验等)的记录可能需要比其他记录保存更长时间。

应提供适宜的记录存放环境,以防损坏、变质、丢失或未经授权的访问(见5.2.6)。

注3:某些记录,特别是电子存储的记录,最安全的存放方式可能是用安全媒介和异地储存(见5.10.3)。

记录至少应包括:

a) 供应商的选择和表现,以及获准供应商清单的更改;

b) 员工资格、培训及能力记录;

c) 检验申请;

d) 实验室接收样品记录;

e) 检验用试剂和材料信息(如批次文件、供应品证书、包装插页);

f) 实验室工作簿或工作单;

g) 仪器打印结果以及保留的数据和信息;

h) 检验结果和报告;

i) 仪器维护记录,包括内部及外部校准记录;

j) 校准函数和换算因子;

k) 质量控制记录;

l) 事件记录及采取的措施;

m) 事故记录及采取的措施;

n) 风险管理记录;

o) 识别出的不符合及采取的应急或纠正措施;

p) 采取的预防措施;

q) 投诉及采取的措施;

r) 内部及外部审核记录;

s) 实验室间比对结果;

t) 质量改进活动记录；

u) 涉及实验室质量管理体系活动的各类决定的会议纪要；

v) 管理评审记录。

所有上述管理和技术记录应可供实验室管理评审利用（见4.15）。

4.14 评估和审核

4.14.1 总则

实验室应策划并实施所需的评估和内部审核过程以：

a) 证实检验前、检验、检验后以及支持性过程按照满足用户需求和要求的方式实施；

b) 确保符合质量管理体系要求；

c) 持续改进质量管理体系的有效性。

评估和改进活动的结果应输入到管理评审（见4.15）。

注：改进活动见4.10、4.11和4.12。

4.14.2 申请、程序和样品要求适宜性的定期评审

授权人员应定期评审实验室提供的检验，确保其在临床意义上适合于收到的申请。

适用时，实验室应定期评审血液、尿液、其他体液、组织和其他类型样品的采样量、采集器械以及保存剂的要求，以确保采样量既不会不足也不会过多，并正确采集以保护被测量。

4.14.3 用户反馈的评审

实验室应就所提供服务是否满足用户需求和要求征求用户反馈信息。反馈信息的获取和使用方式应包括：在实验室确保对其他用户保密的前提下，与用户或其代表合作对实验室的表现进行监督。应保存收集的信息以及采取措施的记录。

4.14.4 员工建议

实验室管理层应鼓励员工对实验室服务任何方面的改进提出建议。应评估并合理实施这些建议，并向员工反馈。应保存员工的建议及实验室管理层采取措施的记录。

4.14.5 内部审核

实验室应按计划定期实施内部审核以确定质量管理体系的所有活动（包括检验前、检验和检验后过程）是否：

a) 符合本准则要求以及实验室规定要求；

b) 已实施、有效并得到保持。

注1：正常情况下，宜在一年内完成一次完整的内部审核。每年的内部审核不一定要对质量管理体系的全部要素进行深入审核，实验室可以决定重点审核某一特定活动，同时不能完全忽视其他活动。

应由经过培训的人员审核实验室质量管理体系中管理和技术过程的表现。审核方案应考虑到过程的状态和重要性、被审核的管理和技术范围，以及之前的审核结果。应规定审核的准则、范围、频率和方法并文件化。

审核员的选择和审核的实施应确保审核过程的客观和公正。只要资源允许，审核员应独立于被审核的活动。

注2：参见 GB/T 19011/ISO 19011。

实验室应制定文件化程序，规定策划、实施审核、报告结果以及保存记录的职责和要求（见4.13）。

被审核领域的负责人应确保识别出不符合时立即采取适当的措施。应及时采取纠正措施

以消除所发现不符合的原因(见 4.10)。

4.14.6　风险管理

当检验结果影响患者安全时,实验室应评估工作过程和可能存在的问题对检验结果的影响,应修改过程以降低或消除识别出的风险,并将做出的决定和所采取的措施文件化。

4.14.7　质量指标

实验室应建立质量指标以监控和评估检验前、检验和检验后过程中的关键环节。

示例:不可接受样品的数量、受理时和(或)接收时错误的数量、修改报告的数量。

应策划监控质量指标的过程,包括建立目的、方法、解释、限值、措施计划和监控周期。

应定期评审质量指标以确保其持续适宜。

注1:监控非检验程序的质量指标,如实验室安全和环境、设备和人员记录的完整性,以及文件控制系统的有效性等,可以提供有价值的管理信息。

注2:实验室宜建立系统监控和评估实验室对患者医疗贡献的质量指标(见 4.12)。

实验室在咨询用户后,应为每项检验确定反映临床需求的周转时间。实验室应定期评审是否满足其所确定的周转时间。

4.14.8　外部机构的评审

如果外部机构的评审识别出实验室存在不符合或潜在不符合,适当时,实验室应采取适宜的应急措施、纠正措施或预防措施,以持续符合本准则的要求。应保存评审以及采取的纠正措施和预防措施的记录。

注:外部机构评审的示例包括认可评审、监管部门的检查,以及卫生和安全检查。

4.15　管理评审

4.15.1　总则

实验室管理层应定期评审质量管理体系,以确保其持续的适宜性、充分性和有效性以及对患者医疗的支持。

4.15.2　评审输入

管理评审的输入至少应包括以下评估结果信息:

a) 对申请、程序和样品要求适宜性的定期评审(见 4.14.2);

b) 用户反馈的评审(见 4.14.3);

c) 员工建议(见 4.14.4);

d) 内部审核(见 4.14.5);

e) 风险管理(见 4.14.6);

f) 质量指标(见 4.14.7);

g) 外部机构的评审(见 4.14.8);

h) 参加实验室间比对计划(PT/EQA)的结果(见 5.6.3);

i) 投诉的监控和解决(见 4.8);

j) 供应商的表现(见 4.6);

k) 不符合的识别和控制(见 4.9);

l) 持续改进的结果(见 4.12),包括纠正措施(见 4.10)和预防措施(见 4.11)现状;

m) 前期管理评审的后续措施;

n) 可能影响质量管理体系的工作量及范围、员工和检验场所的改变;

o) 包括技术要求在内的改进建议。

4.15.3 评审活动

评审应分析不符合的原因、提示过程存在问题的趋势和模式的输入信息。

评审应包括对改进机会和质量管理体系(包括质量方针和质量目标)变更需求的评估。

应尽可能客观地评估实验室对患者医疗贡献的质量和适宜性。

4.15.4 评审输出

应记录管理评审的输出,包括下述相关管理评审决议和措施:

a) 质量管理体系及其过程有效性的改进;

b) 用户服务的改进;

c) 资源需求。

注:两次管理评审的时间间隔不宜大于 12 个月。然而,质量体系初建期间,评审间隔宜缩短。

应记录管理评审的发现和措施,并告知实验室员工。

实验室管理层应确保管理评审决定的措施在规定时限内完成。

5 技术要求

5.1 人员

5.1.1 总则

实验室应制定文件化程序,对人员进行管理并保持所有人员记录,以证明满足要求。

5.1.2 人员资质

实验室管理层应将每个岗位的人员资质要求文件化。该资质应反映适当的教育、培训、经历和所需技能证明,并且与所承担的工作相适应。

对检验做专业判断的人员应具备适当的理论和实践背景及经验。

注:专业判断的形式可以是意见、解释、预测、模拟、模型及数值,并符合国家、区域、地方法规和专业指南。

5.1.3 岗位描述

实验室应对所有人员的岗位进行描述,包括职责、权限和任务。

5.1.4 新员工入岗前介绍

实验室应有程序向新员工介绍组织及其将要工作的部门或区域、聘用的条件和期限、员工设施、健康和安全要求(包括火灾和应急事件)以及职业卫生保健服务。

5.1.5 培训

实验室应为所有员工提供培训,包括以下内容:

a) 质量管理体系;

b) 所分派的工作过程和程序;

c) 适用的实验室信息系统;

d) 健康与安全,包括防止或控制不良事件的影响;

e) 伦理;

f) 患者信息的保密。

对在培人员应始终进行监督指导。

应定期评估培训效果。

5.1.6 能力评估

实验室应根据所建立的标准,评估每一位员工在适当的培训后,执行所指派的管理或技术工作的能力。

应定期进行再评估。必要时,应进行再培训。

注1:可采用以下全部或任意方法组合,在与日常工作环境相同的条件下,对实验室员工的能力进行评估:

    a) 直接观察常规工作过程和程序,包括所有适用的安全操作;

    b) 直接观察设备维护和功能检查;

    c) 监控检验结果的记录和报告过程;

    d) 核查工作记录;

    e) 评估解决问题的技能;

    f) 检验特定样品,如先前已检验的样品、实验室间比对的物质或分割样品。

注2:宜专门设计对专业判断能力的评估并与目的相适应。

5.1.7 员工表现的评估

除技术能力评估外,实验室应确保对员工表现的评估考虑了实验室和个体的需求,以保持和改进对用户的服务质量,激励富有成效的工作关系。

注:实施评估的员工宜接受适当的培训。

5.1.8 继续教育和专业发展

应对从事管理和技术工作的人员提供继续教育计划。员工应参加继续教育。应定期评估继续教育计划的有效性。

员工应参加常规专业发展或其他的专业相关活动。

5.1.9 人员记录

应保持全体人员相关教育和专业资质、培训、经历和能力评估的记录。

这些记录应随时可供相关人员利用,并应包括(但不限于)以下内容:

    a) 教育和专业资质;

    b) 证书或执照的复件(适用时);

    c) 以前的工作经历;

    d) 岗位描述;

    e) 新员工入岗前介绍;

    f) 当前岗位的培训;

    g) 能力评估;

    h) 继续教育和成果记录;

    i) 员工表现评估;

    j) 事故报告和职业危险暴露记录;

    k) 免疫状态(与指派的工作相关时)。

注:以上记录不要求存放在实验室,也可保存在其他特定地点,但在需要时可以获取。

5.2 设施和环境条件

5.2.1 总则

实验室应分配开展工作的空间。其设计应确保用户服务的质量、安全和有效,以及实验室员工、患者和来访者的健康和安全。实验室应评估和确定工作空间的充分性和适宜性。

在实验室主场所外的地点进行的原始样品采集和检验,例如,实验室管理下的床旁检验,也应提供类似的条件(适用时)。

5.2.2 实验室和办公设施

实验室及相关办公设施应提供与开展工作相适应的环境,以确保满足以下条件:

a) 对进入影响检验质量的区域进行控制;

注:进入控制宜考虑安全性、保密性、质量和通行做法。

b) 应保护医疗信息、患者样品、实验室资源,防止未授权访问;

c) 检验设施应保证检验的正确实施。这些设施可包括能源、照明、通风、噪音、供水、废物处理和环境条件;

d) 实验室内的通信系统与机构的规模、复杂性相适应,以确保信息的有效传输;

e) 提供安全设施和设备,并定期验证其功能。

示例:应急疏散装置、冷藏或冷冻库中的对讲机和警报系统,便利的应急淋浴和洗眼装置等。

5.2.3 储存设施

储存空间和条件应确保样品材料、文件、设备、试剂、耗材、记录、结果和其他影响检验结果质量的物品的持续完整性。

应以防止交叉污染的方式储存检验过程中使用的临床样品和材料。

危险品的储存和处置设施应与物品的危险性相适应,并符合适用要求的规定。

5.2.4 员工设施

应有足够的洗手间、饮水处和储存个人防护装备和衣服的设施。

注:如可能,实验室宜提供空间以供员工活动,如会议、学习和休息。

5.2.5 患者样品采集设施

患者样品采集设施应有隔开的接待/等候和采集区。这些设施应考虑患者的隐私、舒适度及需求(如残疾人通道、盥洗设施),以及在采集期间的适当陪伴人员(如监护人或翻译)。

执行患者样品采集程序(如采血)的设施应保证样品采集方式不会使结果失效或对检验质量有不利影响。

样品采集设施应配备并维护适当的急救物品,以满足患者和员工需求。

注:某些样品采集设施可能需要配备适当的复苏设备。地方法规可适用。

5.2.6 设施维护和环境条件

实验室应保持设施功能正常、状态可靠。工作区应洁净并保持良好状态。

有相关的规定要求,或可能影响样品、结果质量和(或)员工健康时,实验室应监测、控制和记录环境条件。应关注与开展活动相适宜的光、无菌、灰尘、有毒有害气体、电磁干扰、辐射、湿度、电力供应、温度、声音、振动水平和工作流程等条件,以确保这些因素不会使结果无效或对所要求的检验质量产生不利影响。

相邻实验室部门之间如有不相容的业务活动,应有效分隔。在检验程序可产生危害,或不隔离可能影响工作时,应制定程序防止交叉污染。

必要时,实验室应提供安静和不受干扰的工作环境。

注:安静和不受干扰的工作如细胞病理学筛选、血细胞和微生物的显微镜分类、测序试验的数据分析以及分子突变结果的复核。

5.3 实验室设备、试剂和耗材

注1：根据本准则的用途，实验室设备包括仪器的硬件和软件、测量系统和实验室信息系统。

注2：试剂包括参考物质、校准物和质控物；耗材包括培养基、移液器吸头、载玻片等。

注3：外部服务、设备、试剂和耗材的选择和购买等相关内容见4.6。

5.3.1 设备

5.3.1.1 总则

实验室应制定设备选择、购买和管理的文件化程序。

实验室应配备其提供服务所需的全部设备（包括样品采集、样品准备、样品处理、检验和储存）。如实验室需要使用非永久控制的设备，实验室管理层也应确保符合本准则的要求。

必要时，实验室应更换设备，以确保检验结果质量。

5.3.1.2 设备验收试验

实验室应在设备安装和使用前验证其能够达到必要的性能，并符合相关检验的要求（见5.5.1）。

注：本要求适用于实验室使用的设备、租用设备或在相关或移动设施中由实验室授权的其他人员使用的设备。

每件设备应有唯一标签、标识或其他识别方式。

5.3.1.3 设备使用说明

设备应始终由经过培训的授权人员操作。

设备使用、安全和维护的最新说明，包括由设备制造商提供的相关手册和使用指南，应便于获取。

实验室应有设备安全操作、运输、储存和使用的程序，以防止设备污染或损坏。

5.3.1.4 设备校准和计量学溯源

实验室应制定文件化程序，对直接或间接影响检验结果的设备进行校准，内容包括：

a) 使用条件和制造商的使用说明；

b) 记录校准标准的计量学溯源性和设备的可溯源性校准；

c) 定期验证要求的测量准确度和测量系统功能；

d) 记录校准状态和再校准日期；

e) 当校准给出一组修正因子时，应确保之前的校准因子得到正确更新；

f) 安全防护以防止因调整和篡改而使检验结果失效。

计量学溯源性应追溯至可获得的较高计量学级别的参考物质或参考程序。

注：追溯至高级别参考物质或参考程序的校准溯源文件可以由检验系统的制造商提供。只要使用未经过修改的制造商检验系统和校准程序，该份文件即可接受。

当计量学溯源不可能或无关时，应用其他方式提供结果的可信度，包括但不限于以下方法：

——使用有证标准物质；

——经另一程序检验或校准；

——使用明确建立、规定、确定了特性的并由各方协商一致的协议标准或方法。

5.3.1.5 设备维护与维修

实验室应制定文件化的预防性维护程序，该程序至少应遵循制造商说明书的要求。

设备应维护处于安全的工作条件和工作顺序状态，应包括检查电气安全、紧急停机装置（如有），以及由授权人员安全操作和处理化学品、放射性物质和生物材料。至少应使用制造商的计划和(或)说明书。

当发现设备故障时,应停止使用并清晰标识。实验室应确保故障设备已经修复并验证,表明其满足规定的可接受标准后方可使用。实验室应检查设备故障对之前检验的影响,并采取应急措施或纠正措施(见4.10)。

在设备投入使用、维修或报废之前,实验室应采取适当措施对设备去污染,并提供适于维修的空间和适当的个人防护设备。

当设备脱离实验室的直接控制时,实验室应保证在其返回实验室使用之前验证其性能。

5.3.1.6　设备不良事件报告

由设备直接引起的不良事件和事故,应按要求进行调查并向制造商和监管部门报告。

5.3.1.7　设备记录

应保存影响检验性能的每台设备的记录,包括但不限于以下内容:

a) 设备标识;

b) 制造商名称、型号和序列号或其他唯一标识;

c) 供应商或制造商的联系方式;

d) 接收日期和投入使用日期;

e) 放置地点;

f) 接收时的状态(如新设备、旧设备或翻新设备);

g) 制造商说明书;

h) 证明设备纳入实验室时最初可接受使用的记录;

i) 已完成的保养和预防性保养计划;

j) 确认设备可持续使用的性能记录;

k) 设备的损坏、故障、改动或修理。

以上j)中提及的性能记录应包括全部校准和(或)验证的报告/证书复件,包含日期、时间、结果、调整、接受标准以及下次校准和(或)验证日期,以满足本条款的部分或全部要求。

设备记录应按实验室记录控制程序(见4.13)的要求,在设备使用期或更长时期内保存并易于获取。

5.3.2　试剂和耗材

5.3.2.1　总则

实验室应制定文件化程序用于试剂和耗材的接收、储存、验收试验和库存管理。

5.3.2.2　试剂和耗材—接收和储存

当实验室不是接收单位时,应核实接收地点具备充分的储存和处理能力,以保证购买的物品不会损坏或变质。

实验室应按制造商的说明储存收到的试剂和耗材。

5.3.2.3　试剂和耗材—验收试验

每当试剂盒的试剂组分或试验过程改变,或使用新批号或新货运号的试剂盒之前,应进行性能验证。

影响检验质量的耗材应在使用前进行性能验证。

5.3.2.4　试剂和耗材—库存管理

实验室应建立试剂和耗材的库存控制系统。

库存控制系统应能将未经检查和不合格的试剂和耗材与合格的分开。

5.3.2.5　试剂和耗材—使用说明

试剂和耗材的使用说明包括制造商提供的说明书,应易于获取。

5.3.2.6　试剂和耗材—不良事件报告

由试剂或耗材直接引起的不良事件和事故,应按要求进行调查并向制造商和相应的监管部门报告。

5.3.2.7　试剂和耗材—记录

应保存影响检验性能的每一试剂和耗材的记录,包括但不限于以下内容:

a) 试剂或耗材的标识;

b) 制造商名称、批号或货号;

c) 供应商或制造商的联系方式;

d) 接收日期、失效期、使用日期、停用日期(适用时);

e) 接收时的状态(例如:合格或损坏);

f) 制造商说明书;

g) 试剂或耗材初始准用记录;

h) 证实试剂或耗材持续可使用的性能记录。

当实验室使用配制试剂或自制试剂时,记录除上述内容外,还应包括制备人和制备日期。

5.4　检验前过程

5.4.1　总则

实验室应制定检验前活动的文件化程序和信息,以保证检验结果的有效性。

5.4.2　提供给患者和用户的信息

实验室应为患者和用户提供实验室服务的信息。这些信息应包括:

a) 实验室地址;

b) 实验室提供的临床服务种类,包括委托给其他实验室的检验;

c) 实验室开放时间;

d) 实验室提供的检验,适当时,包括样品所需的信息、原始样品的量、特殊注意事项、周转时间(可在总目录或检验组合中提供)、生物参考区间和临床决定值;

e) 检验申请单填写说明;

f) 患者准备说明;

g) 患者自采样品的说明;

h) 样品运送说明,包括特殊处理要求;

i) 患者知情同意要求(例如:需要委托检验时,同意向相关医疗专家公开临床信息和家族史);

j) 实验室接受和拒收样品的标准;

k) 已知对检验性能或结果解释有重要影响的因素的清单;

l) 检验申请和检验结果解释方面的临床建议;

m) 实验室保护个人信息的政策;

n) 实验室处理投诉的程序。

实验室应向患者和用户提供包括需进行的临床操作的解释等信息,以使其知情并同意。需要时,应向患者和用户解释提供患者和家庭信息的重要性(例如解释基因检验结果)。

5.4.3 申请单信息

申请单或电子申请单应留有空间以填入下述(但不限于)内容:

a) 患者身份识别,包括性别、出生日期、患者地点/详细联系信息、唯一标识;

注:唯一识别可包括字母和(或)数字的识别号,例如住院号或个人保健号。

b) 医师、医疗服务提供者或其他依法授权的可申请检验或可使用医学资料者的姓名或其他唯一识别号,以及报告的目的地和详细联系信息;

c) 原始样品的类型,以及原始解剖部位(相关时);

d) 申请的检验项目;

e) 与患者和申请项目相关的临床资料,用于检验操作和解释检验结果目的;

注:检验操作和解释检验结果需要的信息可包括患者的家系、家族史、旅行和接触史、传染病和其他相关临床信息,还可包括收费信息、财务审核、资源管理和使用的审核。患者宜知晓收集的信息和目的。

f) 原始样品采集日期,采集时间(相关时);

g) 样品接收日期和时间。

注:申请单的格式(如电子或纸质)及申请单送达实验室的方式宜与实验室服务用户讨论后决定。

实验室应制定针对口头申请检验的文件化程序,包括在规定时限内提供申请单(或电子申请单)进行确认。

实验室在澄清用户的申请内容时,应有意愿与用户或其代表进行合作。

5.4.4 原始样品采集和处理

5.4.4.1 总则

实验室应制定正确采集和处理原始样品的文件化程序。文件程序应可供负责原始样品采集者使用,不论其是否为实验室的员工。

当按照用户要求,文件化采集程序的内容发生偏离、省略和增加时,应记录并纳入含检验结果的所有文件中,并通知适当的人员。

注1:对患者执行的所有程序需患者知情同意。对于大多数常规实验室程序,如患者携带申请单自行到实验室并愿意接受普通的采集程序如静脉穿刺,即可推断患者已同意。对住院患者,正常情况下,宜给予其拒绝(采集的)机会。

特殊程序,包括大多数侵入性程序或那些有增加并发症风险的程序,需有更详细的解释,在某些情况下,需要书面同意。

紧急情况时不可能得到患者的同意,此时,只要对患者最有利,可以执行必需的程序。

注2:在接待和采样期间,宜充分保护患者隐私。保护措施与申请信息的类型和采集的原始样品相适应。

5.4.4.2 采集前活动的指导

实验室对采集前活动的指导应包括以下内容:

a) 申请单或电子申请单的填写;

b) 患者准备(例如:为护理人员、采血者、样品采集者或患者提供的指导);

c) 原始样品采集的类型和量,原始样品采集所用容器及必需添加物;

d) 特殊采集时机(需要时);

e) 影响样品采集、检验或结果解释,或与其相关的临床资料(如用药史)。

5.4.4.3　采集活动的指导

实验室对采集活动的指导应包括以下内容：

a) 接受原始样品采集的患者身份的确认；

b) 确认患者符合检验前要求，例如：禁食、用药情况(最后服药时间、停药时间)、在预先规定的时间或时间间隔采集样品等；

c) 血液和非血液原始样品的采集说明、原始样品容器及必需添加物的说明；

d) 当原始样品采集作为临床操作的一部分时，应确认与原始样品容器、必需添加物、必需的处理、样品运输条件等相关的信息和说明，并告知适当的临床工作人员；

e) 可明确追溯到被采集患者的原始样品标记方式的说明；

f) 原始样品采集者身份及采集日期的记录，以及采集时间的记录(必要时)；

g) 采集的样品运送到实验室之前的正确储存条件的说明；

h) 采样物品使用后的安全处置。

5.4.5　样品运送

实验室对采集后活动的指导应包括运送样品的包装。

实验室应制定文件化程序监控样品运送，确保符合以下要求：

a) 运送时间适合于申请检验的性质和实验室专业特点；

b) 保证收集、处理样品所需的特定温度范围，使用指定的保存剂，以保证样品的完整性；

c) 确保样品完整性，确保运送者、公众及接收实验室安全，并符合规定要求。

注：不涉及原始样品采集和运送的实验室，当接受的样品完整性被破坏或已危害到运送者或公众的安全时，立即联系运送者并通知应采取的措施以防再次发生，即可视为满足5.4.5c)的要求。

5.4.6　样品接收

实验室的样品接收程序应确保满足以下条件：

a) 样品可通过申请单和标识明确追溯到确定的患者或地点；

b) 应用实验室制定并文件化的样品接受或拒收的标准；

c) 如果患者识别或样品识别有问题，送达延迟或容器不适当导致样品不稳定，样品量不足，样品对临床很重要或样品不可替代，而实验室仍选择处理这些样品，应在最终报告中说明问题的性质，并在结果的解释中给出警示(适用时)；

d) 应在登记本、工作单、计算机或其他类似系统中记录接收的所有样品。应记录样品接收和(或)登记的日期和时间。如可能，也应记录样品接收者的身份；

e) 授权人员应评估已接收的样品，确保其满足与申请检验相关的接受标准；

f) 应有接收、标记、处理和报告急诊样品的相关说明。这些说明应包括对申请单和样品上所有特殊标记的详细说明、样品转送到实验室检验区的机制、应用的所有快速处理模式和所有应遵循的特殊报告标准。

所有取自原始样品的部分样品应可明确追溯至最初的原始样品。

5.4.7　检验前处理、准备和储存

实验室应有保护患者样品的程序和适当的设施，避免样品在检验前活动中以及处理、准备、储存期间发生变质、遗失或损坏。

实验室的程序应规定对同一原始样品申请附加检验或进一步检验的时限。

5.5 检验过程

5.5.1 检验程序的选择、验证和确认

5.5.1.1 总则

实验室应选择预期用途经过确认的检验程序,应记录检验过程中从事操作活动的人员身份。

每一检验程序的规定要求(性能特征)应与该检验的预期用途相关。

注:首选程序可以是体外诊断医疗器械使用说明中规定的程序,公认/权威教科书、经同行审议过的文章或杂志发表的,国际公认标准或指南中的,或国家、地区法规中的程序。

5.5.1.2 检验程序验证

在常规应用前,应由实验室对未加修改而使用的已确认的检验程序进行独立验证。

实验室应从制造商或方法开发者获得相关信息,以确定检验程序的性能特征。

实验室进行的独立验证,应通过获取客观证据(以性能特征形式)证实检验程序的性能与其声明相符。验证过程证实的检验程序的性能指标,应与检验结果的预期用途相关。

实验室应将验证程序文件化,并记录验证结果。验证结果应由适当的授权人员审核并记录审核过程。

5.5.1.3 检验程序的确认

实验室应对以下来源的检验程序进行确认:

a) 非标准方法;

b) 实验室设计或制定的方法;

c) 超出预定范围使用的标准方法;

d) 修改过的确认方法。

方法确认应尽可能全面,并通过客观证据(以性能特征形式)证实满足检验预期用途的特定要求。

注:检验程序的性能特征宜包括:测量正确度、测量准确度、测量精密度(含测量重复性和测量中间精密度)、测量不确定度、分析特异性(含干扰物)、分析灵敏度、检出限和定量限、测量区间、诊断特异性和诊断灵敏度。

实验室应将确认程序文件化,并记录确认结果。确认结果应由授权人员审核并记录审核过程。

当对确认过的检验程序进行变更时,应将改变所引起的影响文件化,适当时,应重新进行确认。

5.5.1.4 被测量值的测量不确定度

实验室应为检验过程中用于报告患者样品被测量值的每个测量程序确定测量不确定度。实验室应规定每个测量程序的测量不确定度性能要求,并定期评审测量不确定度的评估结果。

注1:与实际测量过程相关联的不确定度分量从接收样品启动测量程序开始,至输出测量结果终止。

注2:测量不确定度可在中间精密度条件下通过测量质控物获得的量值进行计算,这些条件包括了测量程序标准操作中尽可能多而合理的常规变化,例如:不同批次试剂和校准物、不同操作者和定期仪器维护。

注3:测量不确定度评估结果实际应用的例子,可包括确认患者结果符合实验室设定的质量目标,将患者结果与之前相同类型的结果或临床决定值进行有意义的比对。

实验室在解释测量结果量值时应考虑测量不确定度。需要时,实验室应向用户提供测量不确定度评估结果。

当检验过程包括测量步骤但不报告被测量值时,实验室宜计算有助于评估检验程序可靠性或对报告结果有影响的测量步骤的测量不确定度。

5.5.2 生物参考区间或临床决定值

实验室应规定生物参考区间或临床决定值,将此规定的依据文件化,并通知用户。当特定的生物参考区间或决定值不再适用服务的人群时,应进行适宜的改变并通知用户。

如果改变检验程序或检验前程序,实验室应评审相关的参考区间和临床决定值(适用时)。

5.5.3 检验程序文件化

检验程序应文件化,并应用实验室员工通常理解的语言书写,且在适当的地点可以获取。

任何简要形式文件(如卡片文件或类似应用的系统)的内容应与文件化程序对应。

注1:只要有程序文件的全文供参考,工作台处可使用用作快速参考程序的作业指导书、卡片文件或总结关键信息的类似系统。

注2:检验程序可参考引用产品使用说明的信息。

所有与检验操作相关的文件,包括程序文件、纪要文件、简要形式文件和产品使用说明书,均应遵守文件控制要求。

除文件控制标识外,检验程序文件应包括:

a) 检验目的;

b) 检验程序的原理和方法;

c) 性能特征(见 5.5.1.2 和 5.5.1.3);

d) 样品类型(如:血浆、血清、尿液);

e) 患者准备;

f) 容器和添加剂类型;

g) 所需的仪器和试剂;

h) 环境和安全控制;

i) 校准程序(计量学溯源);

j) 程序性步骤;

k) 质量控制程序;

l) 干扰(如:脂血、溶血、黄疸、药物)和交叉反应;

m) 结果计算程序的原理,包括被测量值的测量不确定度(相关时);

n) 生物参考区间或临床决定值;

o) 检验结果的可报告区间;

p) 当结果超出测量区间时,对如何确定定量结果的说明;

q) 警示或危急值(适当时);

r) 实验室临床解释;

s) 变异的潜在来源;

t) 参考文献。

当实验室拟改变现有的检验程序,而导致检验结果或其解释可能明显不同时,在对程序进行确认后,应向实验室服务的用户解释改变所产生的影响。

注3:根据当地情况,本要求可通过不同方式实现,包括直接邮寄、实验室通讯或作为检验报

告的一部分。

5.6 检验结果质量的保证

5.6.1 总则

实验室应在规定条件下进行检验以保证检验质量。

应实施适当的检验前和检验后过程(见 4.14.7、5.4、5.7 和 5.8)。

实验室不应编造结果。

5.6.2 质量控制

5.6.2.1 总则

实验室应设计质量控制程序以验证达到预期的结果质量。

注:在某些国家,本条款所指的质量控制也称为"内部质量控制"。

5.6.2.2 质控物

实验室应使用与检验系统响应方式尽可能接近患者样品的质控物。

应定期检验质控物。检验频率应基于检验程序的稳定性和错误结果对患者危害的风险而确定。

注1:只要可能,实验室宜选择临床决定值水平或与其值接近的质控物浓度,以保证决定值的有效性。

注2:宜考虑使用独立的第三方质控物,作为试剂或仪器制造商提供的质控物的替代或补充。

5.6.2.3 质控数据

实验室应制定程序以防止在质控失控时发出患者结果。

当违反质控规则并提示检验结果可能有明显临床错误时,应拒绝接受结果,并在纠正错误情况并验证性能合格后重新检验患者样品。实验室还应评估最后一次成功质控活动之后患者样品的检验结果。

应定期评审质控数据,以发现可能提示检验系统问题的检验性能变化趋势。发现此类趋势时应采取预防措施并记录。

注:宜尽量采用统计学和非统计学过程控制技术连续监测检验系统的性能。

5.6.3 实验室间比对

5.6.3.1 参加实验室间比对

实验室应参加适于相关检验和检验结果解释的实验室间比对计划(如外部质量评价计划或能力验证计划)。实验室应监控实验室间比对计划的结果,当不符合预定的评价标准时,应实施纠正措施。

注:实验室宜参加满足 GB/T 27043/ISO/IEC 17043 相关要求的实验室间比对计划。实验室应建立参加实验室间比对的程序并文件化。该程序包括职责规定、参加说明,以及任何不同于实验室间比对计划的评价标准。

实验室选择的实验室间比对计划应尽量提供接近临床实际的、模拟患者样品的比对试验,具有检查包括检验前和检验后程序的全部检验过程的功用(可能时)。

5.6.3.2 替代方案

当无实验室间比对计划可利用时,实验室应采取其他方案并提供客观证据确定检验结果的可接受性。

这些方案应尽可能使用适宜的物质。

注:适宜物质可包括:

—有证标准物质/标准样品;

—以前检验过的样品;

—细胞库或组织库中的物质;

—与其他实验室的交换样品;

—实验室间比对计划中日常测试的质控物。

5.6.3.3 实验室间比对样品的分析

实验室应尽量按日常处理患者样品的方式处理实验室间比对样品。

实验室间比对样品应由常规检验患者样品的人员用检验患者样品的相同程序进行检验。

实验室在提交实验室间比对数据日期之前,不应与其他参加者互通数据。

实验室在提交实验室间比对数据之前,不应将比对样品转至其他实验室进行确认检验,尽管此活动经常用于患者样品检验。

5.6.3.4 实验室表现的评价

应评价实验室在参加实验室间比对中的表现,并与相关人员讨论。

当实验室表现未达到预定标准(即存在不符合)时,员工应参与实施并记录纠正措施。应监控纠正措施的有效性。应评价参加实验室间比对的结果,如显示出存在潜在不符合的趋势,应采取预防措施。

5.6.4 检验结果的可比性

应规定比较程序和所用设备和方法,以及建立临床适宜区间内患者样品结果可比性的方法。此要求适用于相同或不同的程序、设备、不同地点或所有这些情况。

注:在测量结果可溯源至同一标准的特定情况下,如校准物可互换,则认为结果具有计量学可比性。

当不同测量系统对同一被测量(如葡萄糖)给出不同测量区间以及变更检验方法时,实验室应告知结果使用者在结果可比性方面的任何变化并讨论其对临床活动的影响。

实验室应对比较的结果进行整理、记录,适当时,迅速采取措施。应对发现的问题或不足采取措施并保存实施措施的记录。

5.7 检验后过程

5.7.1 结果复核

实验室应制定程序确保检验结果在被授权者发布前得到复核,适当时,应对照室内质控、可利用的临床信息及以前的检验结果进行评估。

如结果复核程序包括自动选择和报告,应制定复核标准、批准权限并文件化(见5.9.2)。

5.7.2 临床样品的储存、保留和处置

实验室应制定文件化程序对临床样品进行识别、收集、保留、检索、访问、储存、维护和安全处置。

实验室应规定临床样品保留的时限。应根据样品的性状、检验和任何适用的要求确定保留时间。

注:出于法律责任考虑,某些类型的程序(如组织学检验、基因检验、儿科检验)可能要求对某些样品保留更长的时间。

样品的安全处置应符合地方法规或有关废物管理的建议。

5.8 结果报告

5.8.1 总则

每一项检验结果均应准确、清晰、明确并依据检验程序的特定说明报告。

实验室应规定报告的格式和介质（即电子或纸质）及其从实验室发出的方式。

实验室应制定程序以保证检验结果正确转录。

报告应包括解释检验结果所必需的信息。

当检验延误可能影响患者医疗时,实验室应有通知检验申请者的方法。

5.8.2 报告特性

实验室应确保下述报告特性能够有效表述检验结果并满足用户要求:

a) 对可能影响检验结果的样品质量的评估;

b) 按样品接受/拒收标准得出的样品适宜性的评估;

c) 危急值(适用时);

d) 结果解释,适用时可包括最终报告中对自动选择和报告结果的解释的验证(见 5.9.2)。

5.8.3 报告内容

报告中应包括但不限于以下内容:

a) 清晰明确的检验项目识别,适当时,还包括检验程序;

b) 发布报告的实验室的识别;

c) 所有由受委托实验室完成的检验的识别;

d) 每页都有患者的识别和地点;

e) 检验申请者姓名或其他唯一识别号和申请者的详细联系信息;

f) 原始样品采集的日期,当可获得并与患者有关时,还应有采集时间;

g) 原始样品类型;

h) 测量程序(适当时);

i) 以 SI 单位或可溯源至 SI 单位,或其他适用单位报告的检验结果;

j) 生物参考区间、临床决定值,或支持临床决定值的直方图/列线图(诺谟图)(适用时);

注:在某些情况下,将生物参考区间清单或表格在取报告处发给所有实验室服务用户可能是适当的。

k) 结果解释(适当时);

注:结果的完整解释需要临床背景信息,而这些信息实验室不一定可获取。

l) 其他警示性或解释性注释(例如:可能影响检验结果的原始样品的品质或量、受委托实验室的结果/解释、使用研发中的程序);

m) 作为研发计划的一部分而开展的,尚无明确的测量性能声明的检验项目识别;

n) 复核结果和授权发布报告者的识别(如未包含在报告中,则在需要时随时可用);

o) 报告及发布的日期和时间(如未包含在报告中,在需要时应可提供);

p) 页数和总页数(例如:第 1 页共 5 页、第 2 页共 5 页等)。

5.9 结果发布

5.9.1 总则

实验室应制定发布检验结果的文件化程序,包括结果发布者及接收者的详细规定。该程序应确保满足以下条件:

a) 当接收到的原始样品质量不适于检验或可能影响检验结果时,应在报告中说明;

b) 当检验结果处于规定的"警示"或"危急"区间内时:

—立即通知医师(或其他授权医务人员),包括送至受委托实验室检验的样品的结果(见4.5);

—保存采取措施的记录,包括日期、时间、负责的实验室员工、通知的人员,及在通知时遇到的任何困难;

c) 结果清晰、转录无误,并报告给授权接收和使用信息的人;

d) 如结果以临时报告形式发送,则最终报告总是发送给检验申请者;

e) 应有过程确保经电话或电子方式发布的检验结果只送达授权的接收者。口头提供的结果应跟随一份书面报告。应有所有口头提供结果的记录。

注1:对某些检验结果(如某些基因检验或感染性疾病检验),可能需要特殊的咨询。实验室宜努力做到,在未经充分咨询之前,不直接将有严重含意的结果告知患者。

注2:屏蔽了患者所有识别的实验室检验结果可用于如流行病学、人口统计学或其他统计学分析。

5.9.2 结果的自动选择和报告

如果实验室应用结果的自动选择和报告系统,应制定文件化程序以确保:

a) 规定自动选择和报告的标准。该标准应经批准、易于获取并可被员工理解;

注:当实施自动选择和报告时,需考虑的事项包括:与患者历史数据比较有变化时需复核的结果,以及需要实验室人员进行干预的结果,如不合理结果、不可能的结果或危急值。

b) 在使用前应确认该标准可以正确应用,并对可能影响功能的系统变化进行验证;

c) 有过程提示存在可能改变检验结果的样品干扰(如溶血、黄疸、脂血);

d) 有过程将分析警示信息从仪器导入自动选择和报告的标准中(适当时);

e) 在发报告前复核时,应可识别选择出的可自动报告的结果,并包括选择的日期和时间;

f) 有过程可快速暂停自动选择和报告功能。

5.9.3 修改报告

当原始报告被修改后,应有关于修改的书面说明以便:

a) 将修改后的报告清晰地标记为修订版,并包括参照原报告的日期和患者识别;

b) 使用者知晓报告的修改;

c) 修改记录可显示修改时间和日期,以及修改人的姓名;

d) 修改后,记录中仍保留原始报告的条目。

已用于临床决策且被修改过的结果应保留在后续的累积报告中,并清晰标记为已修改。

如报告系统不能显示修改、变更或更正,应保存修改记录。

5.10 实验室信息管理

5.10.1 总则

实验室应能访问满足用户需要和要求的服务所需的数据和信息。

实验室应有文件化程序以确保始终能保持患者信息的保密性。

注:在本准则中,"信息系统"包括以计算机及非计算机系统保存的数据和信息的管理。有些要求相对非计算机系统而言可能更适合于计算机系统。计算机系统可包括作为实验室设备功能组成的计算机系统和使用通用软件(如生成、核对、报告及存档患者信息和报告的软件、文字处理、电子制表和数据库应用)的独立计算机系统。

5.10.2 职责和权限

实验室应确保规定信息系统管理的职责和权限,包括可能对患者医疗产生影响的信息系统的维护和修改。

实验室应规定所有使用系统人员的职责和权限,特别是从事以下活动的人员:

a) 访问患者的数据和信息;

b) 输入患者数据和检验结果;

c) 修改患者数据或检验结果;

d) 授权发布检验结果和报告。

5.10.3 信息系统管理

用于收集、处理、记录、报告、存储或检索检验数据和信息的系统应:

a) 在引入前,经过供应商确认以及实验室的运行验证;在使用前,系统的任何变化均获得授权、文件化并经验证;

注:适用时,确认和验证包括:实验室信息系统和其他系统,如实验室设备、医院患者管理系统及基层医疗系统之间的接口正常运行。

b) 文件化,包括系统每天运行情况的文档可被授权用户方便获取;

c) 防止非授权者访问;

d) 安全保护以防止篡改或丢失数据;

e) 在符合供应商规定的环境下操作,或对于非计算机系统,提供保护人工记录和转录准确性的条件;

f) 进行维护以保证数据和信息完整,并包括系统失效的记录和适当的应急和纠正措施;

g) 符合国家或国际有关数据保护的要求。

实验室应验证外部信息系统从实验室直接接收的电子及相关硬拷贝(如计算机系统、传真机、电子邮件、网站和个人网络设备)的检验结果、相关信息和注释的正确性。当开展新的检验项目或应用新的自动化注释时,实验室应验证从实验室直接接收信息的外部信息系统再现这些变化的正确性。

实验室应有文件化的应急计划,以便发生影响实验室提供服务能力的信息系统失效或停机时维持服务。

当信息系统在异地或分包给其他供应商进行管理和维护时,实验室管理层应负责确保系统供应商或操作员符合本准则的全部适用要求。

附录 A(资料性附录)

与 ISO 9001:2008 和 ISO/IEC 17025:2005 的相关性

ISO 9000 质量体系系列标准是质量管理体系标准的母体文件。表 A.1 所示是 ISO 9001: 2008 与本准则在概念方面的关系。

本准则的格式更类似于 ISO/IEC 17025:2005。ISO/TC212 应用该标准作为结构基础,针对 医学(临床)实验室进行了特别的调整。表 A.2 中给出这两个标准的相关性。

表 A.1　ISO 9001:2008 与本准则的相关性

ISO 9001:2008	ISO 15189:2012
1　范围	1　范围
1.1　总则	
1.2　应用	
2　规范性引用文件	2　规范性引用文件
3　术语和定义	3　术语和定义
4　质量管理体系	4.2　质量管理体系
4.1　总要求	4.2.1　总则
4.2　文件要求	4.2.2　文件化要求
	5.5.3　检验程序文件化
4.2.1　总则	4.2.2.1　总则
4.2.2　质量手册	4.2.2.2　质量手册
4.2.3　文件控制	4.3　文件控制

续表

ISO 9001:2008	ISO 15189:2012
4.2.4 记录控制	4.13 记录控制
	5.1.9 人员记录
	5.3.1.7 设备记录
	5.3.2.7 试剂和耗材—记录
	5.8.3 报告内容
5 管理职责	4 管理要求
	4.1 组织和管理职责
	4.1.1 组织
	4.1.2 管理职责
5.1 管理承诺	4.1.2.1 管理承诺
5.2 以顾客为关注焦点	4.1.2.2 用户需求
5.3 质量方针	4.1.2.3 质量方针
5.4 策划	4.1.2.4 质量目标和策划
5.4.1 质量目标	4.1.2.4 质量目标和策划
5.4.2 质量管理体系策划	4.1.2.4 质量目标和策划
5.5 职责、权限与沟通	4.1.2.5 职责、权限和相互关系
5.5.1 职责和权限	4.1.2.5 职责、权限和相互关系
5.5.2 管理者代表	4.1.2.7 质量主管
5.5.3 内部沟通	4.1.2.6 沟通
5.6 管理评审	4.15 管理评审
	4.15.1 总则
5.6.2 评审输入	4.15.2 评审输入
	4.15.3 评审活动
5.6.3 评审输出	4.15.4 评审输出
6 资源管理	5 技术要求
	5.3 实验室设备、试剂和耗材
6.1 资源提供	
6.2 人力资源	5.1 人员

ISO 9001:2008	ISO 15189:2012
6.2.1　总则	5.1.1　总则
	5.1.2　人员资质
	5.1.3　岗位描述
	5.1.4　新员工入岗前介绍
6.2.2　能力、培训和意识	5.1.5　培训
	5.1.6　能力评估
	5.1.7　员工表现的评估
	5.1.8　继续教育和专业发展
6.3　基础设施	5.2　设施和环境条件
	5.2.1　总则
	5.2.2.1　实验室和办公室设施
	5.2.3　存储设施
	5.2.4　员工设施
	5.2.5　患者样品采集设施
6.4　工作环境	5.2.6　设施和环境条件
7　产品实现	
7.1　产品实现的策划	4.4　服务协议
	4.7　咨询服务
7.2　与顾客有关的过程	
7.2.1　与产品有关的要求的确定	4.4.1　建立服务协议
7.2.2　与产品有关要求的评审	4.4.2　服务协议评审
7.2.3　顾客沟通	
7.3　设计和开发	
7.3.1　设计和开发策划	5.2　设施和环境条件;5.3　实验室设备
7.3.2　设计和开发输入	
7.3.3　设计和开发输出	
7.3.4　设计和开发评审	
7.3.5　设计和开发验证	

续表

ISO 9001:2008	ISO 15189:2012
7.3.6 设计和开发确认	
7.3.7 设计和开发更改的控制	
7.4 采购	4.6 外部服务和供应
7.4.1 采购过程	4.5 受委托实验室的检验
	4.5.1 受委托实验室和顾问的选择与评估
	4.5.2 检验结果的提供
7.4.2 采购信息	5.3 实验室设备、试剂和耗材
	5.3.1 设备
	5.3.1.1 总则
	5.3.2 试剂和耗材
	5.3.2.1 总则
	5.3.2.2 试剂和耗材—接受和储存
7.4.3 采购产品的验证	5.3.1.2 设备验收试验
	5.3.2.3 试剂和耗材—验收试验
7.5 生产和服务提供	5.4 检验前过程
	5.5 检验过程
	5.7 检验后过程
	5.8 结果报告
	5.9 结果发布
7.5.1 生产和服务提供的控制	
7.5.2 生产和服务提供过程的确认	5.5.1 检验程序的选择、验证和确认
	5.5.1.2 检验程序验证
	5.5.1.3 检验程序的确认
	5.5.1.4 被测量值的测量不确定度
7.5.3 标识和可溯源性	5.4.6 样品接收
7.5.4 顾客财产	5.7.2 临床样品的储存、保留和处置
7.5.5 产品防护	5.10 实验室信息管理

ISO 9001:2008	ISO 15189:2012
7.6　监视和测量设备的控制	5.3.1.3　设备使用说明
	5.3.1.4　设备校准和计量学溯源
	5.3.1.5　设备维护与维修
	5.3.1.6　设备不良事件报告
	5.3.2.5　试剂和耗材—使用说明
	5.3.2.6　试剂和耗材—不良事件报告
8　测量、分析和改进	4.14　评估和审核
8.1　总则	4.14.1　总则
8.2　监视和测量	
8.2.1　顾客满意	4.8　投诉的解决
	4.14.3　用户反馈的评审
	4.14.4　员工建议
8.2.2　内部审核	4.14.5　内部审核
8.2.3　过程的监视和测量	4.14.2　申请、程序和样品要求适宜性的定期评审
	4.14.6　风险管理
	4.14.7　质量指标
	4.14.8　外部机构的评审
	5.6　检验结果质量的保证
8.2.4　产品的监视和测量	
8.3　不合格品控制	4.9　不符合的识别和控制
8.4　数据分析	
8.5　改进	
8.5.1　持续改进	4.12　持续改进
8.5.2　纠正措施	4.10　纠正措施
8.5.3　预防措施	4.11　预防措施

表 A. 2 ISO/IEC 17025:2005 与本准则的相关性

ISO/IEC 17025:2005	ISO 15189:2012
1 范围	1 范围
2 规范性引用文件	2 规范性引用文件
3 术语和定义	3 术语和定义
4 管理要求	4 管理要求
4.1 组织	4.1 组织和管理职责
4.2 质量体系	4.2 质量管理体系
4.3 文件控制	4.3 文件控制
4.4 要求、标书和合同的评审	4.4 服务协议
4.5 检验和校准的分包	4.5 受委托实验室的检验
4.6 服务和供应品的采购	4.6 外部服务和供应
4.7 服务客户	4.7 咨询服务
4.8 投诉	4.8 投诉的解决
4.9 不符合检验和(或)校准工作的控制	4.9 不符合的识别和控制
4.10 改进	4.12 持续改进
4.11 纠正措施	4.10 纠正措施
4.12 预防措施	4.11 预防措施
4.13 记录的控制	4.13 记录控制
4.14 内部审核	4.14 评估和审核
4.15 管理评审	4.15 管理评审
5 技术要求	5 技术要求
5.1 总则	
5.2 人员	5.1 人员
5.3 设施和环境条件	5.2 设施和环境条件

续表

ISO/IEC 17025：2005	ISO 15189：2012
5.4　检验和校准方法及方法的确认	5.5　检验过程
5.5　设备	5.3　实验室设备、试剂和耗材
5.6　测量的溯源性	5.3.1.4　设备校准和计量学溯源性
5.7　抽样	5.4　检验前过程
5.8　检验和校准物品的处置	
5.9　检验和校准结果质量的保证	5.6　检验结果质量的保证
5.10　结果报告	5.7　检验后过程
	5.8　结果报告
	5.9　结果发布
	5.10　实验室信息管理

附录 B（资料性附录）

ISO 15189:2007 与 ISO 15189:2012 的对照

表 B.1 ISO 15189:2007 与 ISO 15189:2012 的对照

ISO 15189:2007	ISO 15189:2012
前言	前言
引言	引言
1 范围	1 范围
2 规范性引用文件	2 规范性引用文件
3 术语和定义	3 术语和定义
4 管理要求	4 管理要求
4.1 组织和管理	4.1 组织和管理职责
	4.1.1 组织
	4.1.2 管理责任
4.2 质量管理体系	4.2 质量管理体系
	4.2.1 总则
	4.2.2 文件化要求
4.3 文件控制	4.3 文件控制
4.4 合同的评审	4.4 服务协议
	4.4.1 建立服务协议
	4.4.2 服务协议的评审
4.5 受委托实验室的检验	4.5 受委托实验室的检验
	4.5.1 受委托实验室和顾问的选择与评估
	4.5.2 检验结果的提供
4.6 外部服务和供应	4.6 外部服务和供应

续表

ISO 15189:2007	ISO 15189:2012
4.7　咨询服务	4.7　咨询服务
4.8　投诉的解决	4.8　投诉的解决
4.9　不符合的识别和控制	4.9　不符合的识别和控制
4.10　纠正措施	4.10　纠正措施
4.11　预防措施	4.11　预防措施
4.12　持续改进	4.12　持续改进
4.13　质量和技术记录	4.13　记录控制
4.14　内部审核	4.14　评估和审核
	4.14.1　总则
	4.14.2　申请、程序和样品要求适宜性的定期评审
	4.14.3　用户反馈的评审
	4.14.4　员工建议
	4.14.5　内部审核
	4.14.6　风险管理
	4.14.7　质量指标
	4.14.8　外部机构的评审
4.15　管理评审	4.15　管理评审
	4.15.1　总则
	4.15.2　评审输入
	4.15.3　评审活动
	4.15.4　评审输出
5　技术要求	5　技术要求
5.1　人员	5.1　人员
	5.1.1　总则
	5.1.2　人员资质
	5.1.3　岗位描述
	5.1.4　新员工入岗前介绍

ISO 15189:2007	ISO 15189:2012
5.1　人员	5.1.5　培训
	5.1.6　能力评估
	5.1.7　员工表现的评估
	5.1.8　继续教育和专业发展
	5.1.9　人员记录
5.2　设施和环境条件	5.2　设施和环境条件
	5.2.1　总则
	5.2.2　实验室和办公设备
	5.2.3　储存设施
	5.2.4　员工设施
	5.2.5　患者样品采集设施
	5.2.6　设施维护和环境条件
5.3　实验室设备	5.3　实验室设备、试剂和耗材
	5.3.1　设备
	5.3.1.1　总则
	5.3.1.2　设备验收试验
	5.3.1.3　设备使用说明
	5.3.1.4　设备校准和计量学溯源
	5.3.1.5　设备维护与维修
	5.3.1.6　设备不良事件报告
	5.3.1.7　设备记录
	5.3.2　试剂和耗材
	5.3.2.1　总则
	5.3.2.2　试剂和耗材—接受和储存
	5.3.2.3　试剂和耗材—验收试验
	5.3.2.4　试剂和耗材—库存管理
	5.3.2.5　试剂和耗材—使用说明
	5.3.2.6　试剂和耗材—不良事件报告
	5.3.2.7　试剂和耗材—记录

续表

ISO 15189:2007	ISO 15189:2012
5.4 检验前程序	5.4 检验前过程
	5.4.1 总则
	5.4.2 提供给患者和用户的信息
	5.4.3 申请单信息
	5.4.4 原始样品采集和处理
	5.4.4.1 总则
	5.4.4.2 采集前活动的指导
	5.4.4.3 采集活动的指导
	5.4.5 样品运送
	5.4.6 样品接收
	5.4.7 检验前处理、准备和储存
5.5 检验程序	5.5 检验过程
	5.5.1 检验程序的选择、验证和确认
	5.5.1.2 检验程序验证
	5.5.1.3 检验程序的确认
	5.5.1.4 被测量值的测量不确定度
	5.5.2 生物参考区间或临床决定值
	5.5.3 检验程序文件化
5.6 检验程序的质量的保证	5.6 检验结果质量的保证
	5.6.1 总则
	5.6.2 质量控制
	5.6.2.2 质控物
	5.6.2.3 质控数据
	5.6.3 实验室间比对
	5.6.3.1 参加实验室间比对
	5.6.3.2 替代方案
	5.6.3.3 实验室间比对样品的分析
	5.6.3.4 实验室表现的评价
	5.6.4 检验结果的可比性

续表

ISO 15189:2007		ISO 15189:2012	
5.7　检验后程序		5.7　检验后过程	
		5.7.1　结果复核	
		5.7.2　临床样品的储存、保留和处置	
5.8　结果报告		5.8　结果报告	
		5.8.1　总则	
		5.8.2　报告特性	
		5.8.3　报告内容	
		5.9　结果发布	
		5.9.1　总则	
		5.9.2　结果的自动选择和报告	
附录 B		5.10　实验室信息管理	
		5.10.1　总则	
		5.10.2　职责和权限	
		5.10.3　信息系统管理	
附录 A		附录 A	与 ISO 9001:2008 和 ISO/IEC 17025:2005 的相关性
附录 B		附录 B	与 ISO 15189:2007 的对照
附录 C			
参考文献		参考文献